XINLI SHAPAN ZHILIAO

心理沙盘治疗

常承生 著

吉林大学出版社
JILIN UNIVERSITY PRESS
·长春·

图书在版编目（CIP）数据

心理沙盘治疗 / 常承生著. -- 长春：吉林大学出版社，2022.1

ISBN 978-7-5692-9618-1

Ⅰ. ①心… Ⅱ. ①常… Ⅲ. ①精神疗法 Ⅳ. ①R749.055

中国版本图书馆CIP数据核字（2021）第234586号

书　　名　心理沙盘治疗
　　　　　XINLI SHAPAN ZHILIAO

作　　者　常承生　著
策划编辑　田茂生
责任编辑　官　鑫
责任校对　崔吉华
装帧设计　中尚图
出版发行　吉林大学出版社
社　　址　长春市人民大街4059号
邮政编码　130021
发行电话　0431-89580028/29/21
网　　址　http：//www.jlup.com.cn
电子邮箱　jdcbs@jlu.edu.cn
印　　刷　天津中印联印务有限公司
开　　本　710mm × 1000mm　1/16
印　　张　15.5
字　　数　199千字
版　　次　2022年7月　第1版
印　　次　2022年7月　第1次
书　　号　ISBN 978-7-5692-9618-1
定　　价　58.00元

自 序

目前，心理沙盘治疗技术有不同的理论取向和很多流派。除了精神分析取向的沙盘游戏疗法外，还有人本主义沙盘治疗、认知行为主义沙盘治疗、格式塔（完形）沙盘治疗、家庭治疗取向沙盘治疗、脑科学取向沙盘治疗和综合取向沙盘治疗等。可以说，世界上有多少种心理学的理论取向和流派，就有多少种沙盘治疗的方法。大家较早接触的荣格—卡尔夫流派的沙盘游戏疗法，只是精神分析理论取向沙盘治疗的一种。因为精神分析取向又分为传统的荣格分析心理学流派、阿德勒流派、温尼科特流派和多美尼科流派等。沙盘游戏疗法是比较传统、久远的一个流派。它毕竟是游戏疗法借助沙盘实现的一种形式，必然受到游戏疗法的一些限制，表现出一定的局限性。我们查阅心理学词典或互联网词条就会明白，游戏疗法“主要适用于4~13岁儿童的攻击行为、焦虑、抑郁、注意力难以集中、违纪行为、社会适应障碍、思维障碍和应激综合征等”。

本书研究的理论定位是基于综合取向的心理沙盘治疗。综合取向的心理沙盘治疗最早由美国的心理学家琳达·E. 霍迈尔（Linda E. Williams）和丹尼尔·S. 斯威尼（DanielS.Sweeney）创立。笔者作为综合取向心理沙盘的研究者，借取了琳达·霍迈尔和丹尼尔·斯威尼两位教授的基本理念和观点，参照了中国台湾地区陈信昭、陈碧玲、曾正奇、谢秋雯等翻译，中国台湾地区心理出版社出版的《沙盘治疗实务手册》一书中理解的理念，特别是完整引用了书中关于综合取向沙盘治疗的中文“定义”。但是，更多地进行了自己的研究，提出了自己的理论依据和应用方法。研究中，笔者重点结合中国传统文化进行思考和比较论证，感悟颇深。这与两位教授的初衷并不矛盾，因为综合取向沙盘治疗从方法论上决定了它不是一种固定、封闭的理论内容和实践方法，而是一种敞开的、无限扩展的技术，需要吸纳、选择、融合多种心理学理论指导自己的实践，并且要不断吸收这些不同取向、流派理论新的成果。从这种意义上来说，它并不是一种狭窄、固定理论基础，归于某种流派的心理技术，而应当是一种开放的、不断发展创新的心理应用技术。本书所提到的“沙盘治疗”或者“心理沙盘治疗”皆指综合取向沙盘治疗，而“沙盘疗法”或者“心理沙盘疗法”指的是所有流派和理论取向的心理沙盘的方法。

常承生

2021.11.15

目　录

CONTENTS

第一章　重新认识沙盘疗法

心理沙盘疗法是目前全世界非常受欢迎的一门心理学实用技术。它在中国大陆传播应用的时间并不长，从20世纪90年代中期开始，至今仅20多年的时间。但是，它的发展却非常迅速。现在国内大部分省份的幼儿园、中小学、大学广泛建立了心理沙盘室，配备了心理沙盘；有的医疗机构、社会组织也配备了心理沙盘。在心理学应用领域，沙盘治疗技术主要用于心理问题的诊断、心理治疗、心理咨询和心理教育。近几年，这门技术还被应用于人力资源管理和开发。

心理沙盘疗法得到社会高度的认同和需要，必定有其独特的原因。经过十几年对心理沙盘疗法的研究和实践应用，笔者觉得应该这样来定位心理沙盘疗法：它是一种效果好、操作使用简单方便、见效快、负作用较小的一种心理学实用技术，能够让来访者借助玩具、沙子、沙盘等沙盘元素，在无干扰、无限制、不评价的状态下，自然放松地把自己内心世界的需求和状态表达投射出来，在治疗师的催化下，发现自己存在的内在世界与外在世界的差异或者新的需求，并用自己创造的方法解决问题，从而达到自我整合、自我疗愈、自我提升、自我发展的目的。特别是沙盘治疗技术，又有区别于其他心理疗法的独特作用和效果。

大量的实践证明：沙盘治疗能解决其他心理技术很难解决的，甚至不能解决的难题。比如可以疗愈童年早期记忆之前，或者记忆以后永久遗忘的事件刺激形成的创伤。沙盘治疗关系建立在来访者与沙盘元素之间，而不是来访者与治疗师之间。因此，沙盘治疗师可以给与自己关系亲密的人和熟悉的人做沙盘治疗；沙盘治疗发现问题、解决问题是通过直接寻找沙盘过程中及沙盘构图中呈现的与现实常态有冲突的焦点问题，因而也不必了解来访者现实状态和过去经历；沙盘治疗觉察疗愈的过程是来访者在治疗师的催化下自我实现、自我完成，治疗师保持中立的状态，像一面镜子，只能促进觉察和疗愈而不对来访者施加控制、移情、限制和评价，因而不易造成来访者的二次伤害和被剥夺等新的负面情绪的产生；即便在没有治疗师参与的情况下，来访者也可以参照现实常态，对自己的沙盘呈现进行对比和觉察，发现自己的需要和存在状态并进行调整。

事实上，目前心理学界及社会对心理沙盘疗法独特的作用和疗效存的认识严重不足，影响了这门技术作用的发挥。因此，我们有必要从以下几个方面来认识沙盘治疗的独特作用和疗效。

一、对记忆之前创伤和情节的疗愈作用

在日常心理咨询和心理治疗的实践中，无论是访谈式还是其他方式的咨询与治疗，基本的工作思路一般是根据来访者当下的状态，询问其什么时间经历过什么事件、出现过什么不良情绪反应，进而演变成当下这种状态。来访者告知相关信息后，就可以用心理学的原理和技术帮助其分析觉察经历的事件与当下心理问题的关系，形成当下问题的原理，并帮助其调动自身的积极性、创造性，找到改变、解决问题的方法。要实现这个过程的前提是来访者能够回忆起并且愿意提供其所经历的信息。如果他无法回忆起因为经历什么事件刺激导致当前的状态，那么治疗师就很难对症下药，对其提供合适的心理帮助。

事实上，导致心理问题出现的刺激性事件，有很大一部分当事人是

没有办法回忆起来的。如果发生在 3~5 岁之前，个体还不具备记忆事情能力的时候，就不能够回忆并用语言描述其所经历过的事件。我们平时说的能够记得清事情，是指能够用语言编码来描述曾经历过的事件及相应的情绪体验。实际上，一个人从生命形成不久便开始有了记忆。胎儿期就会有无意识的记忆、身体记忆。3~5 岁以后才会有主动的记忆和有意义的记忆。记忆的前提是能够掌握基本的使用语言的能力。如果不会说话，不知道语言的意义或不懂语言逻辑，人就没有办法把发生的事件用语言编码主动标记下来，成为能够回忆起来的记忆。但是，这个时期经历的事件、受到的刺激并没有消失，而是作为图像、场景和情绪记忆记录在了大脑神经细胞中，并且会一直存在。因为这些刺激和记忆没有经过大脑的识记和语言编码的加工，所以信息不会流失，永远不会被遗忘。人生的各个阶段，这些记忆会让人们在遇到刺激事件时迅速做出条件反射式的不同反应，表现为每个人不同的个性特征。可以说，3~5 岁之前经历过的事件基本上决定了个体的个性特征。因此，中国有句俗语叫“三岁看大”，是符合这一心理生理发展原理的。

经历过的事件不仅成为个体个性特征的主要组成部分，还会成为早期心理、精神问题发病的主要因素或潜在因素。一些童年早期出现的心理或精神问题，如自闭症等就是记忆之前、早期经历过的事件的刺激形成的，因而很难找到症状与事件的连接。还有一部分早期经历虽不会导致个体在童年早期出现问题，却为个体毕生的成长埋下了隐患的种子，当个体成长到一定年龄，遇到某些刺激的时候便会发芽、生长。比如边缘型人格障碍一般在 13~15 岁时发作。所以，具有某些人格障碍的人在青春期之前往往是正常的孩子，但到青春期后就会出现各种心理问题。现实中，每个人的个性特征都不同，应对刺激的方式和敏感度各不相同，也会影响到其人际关系及社会适应、职业发展等方面。所以有人说“性格决定命运”；抑或说，在 3~5 岁有主动记忆之前经历过的事件决定了人的命运。

前文谈到人的有意义记忆是用语言编码来标记经历过的事件、场景、图像以及相应的情绪体验，这种标记是通过语言来实现的，也叫语义记忆。语义记忆的前提是要学会使用语言。那么为什么大多数人 1~2 岁就会说话，却要到 3~5 岁才有语义记忆呢？ 1 岁以后，有的儿童虽会使用语言，但能够掌握、识记、理解的词汇量还很少，加之对语言逻辑的理解和使用尚不够成熟，还不能完整准确地标记一个事件以及相应的情绪体验；只有到了 3~5 岁，他们才能掌握较多的词汇量并较为熟练、准确地使用语言逻辑——语法，达到语义记忆的目的。

以上，我们重点讨论了童年早期语义记忆之前人生经历的重要性，因为经历的事件及相应的刺激不能被回忆起来，但却无法被遗忘，一旦遭遇过度的刺激或持续时间较长的刺激，形成心理问题或留下心理问题隐患，是比较难解决的。这一部分是普通心理咨询和心理治疗方法较难有效工作的特别区域。但是沙盘治疗却能较好地进入该区域，开展有效的工作。

前面说到，个体在语义记忆之前经历过的事件刺激，以后虽不能用语言描述再现出来，但它并未消失，而是以图像、场景的形式记忆在了大脑神经细胞中，这些图像和场景还会分解成颜色、形状、声音、形态等因素，结合当时的情绪体验被记忆在大脑中。现实生活中，每个人具有不同的审美取向，会对某种颜色、造型、环境、声音特别敏感，却不知道为什么会这样。其实，这就是图像记忆、场景记忆和情绪体验记忆的反射性反应。进行沙盘体验时，当体验者与某个玩具的颜色、形状、声音、场景相遇时，过去经历过的相关事件会被这些因素、线索激活，叠加情绪被释放出来，相关联的心理问题也就得到了某种程度的解决。

沙盘治疗是非口语的心理治疗方法。从上文可以看到，在一系列工作中，确实没有语言的参与，情绪就得到了处理。

不仅童年早期语义记忆之前这一阶段经历的事件刺激的记忆会在这个过程中被激活，情绪得到释放，还有语义记忆之后经历的刺激事件被遗忘的那一部分，也会以同样的原理在沙盘治疗中得到释放、激活和疗愈。对成年人来说，其经历过的任何事件都会有语义记忆的参与，但在某些特殊情况下，经历过的事件因时间、心理原因、器质性损伤等，会有一部分记忆永远不能被回忆起来，成为永久遗忘的一部分。这一部分同样可通过上述原理的操作，得到有效的疗愈。

传统的心理技术，一般在工作时要了解来访者的现实状态和“事件”的关系，从而找到造成心理问题的原因，并开展有效的工作。沙盘治疗中，只需要通过沙盘过程、语言表述和沙盘构图，找到与现实生活的矛盾冲突点，即沙盘中的焦点并进行处理，便可以实现疗愈，有效地减少二次伤害。

二、对未经大脑记忆形成的心理问题的疗愈作用

在心理治疗和咨询的实践中，有一部分来访者会出现躯体性症状，比如行动迟缓、对某些情况做出不由自主的过度反应且不能自控等。这些现象一般是个体经历过某种刺激后留下的症状，是对经历过的刺激的应激性反应。

一般情况下，人们经历过的某种刺激，比如创伤疼痛、性刺激会产生相应的情绪体验，这些都会在大脑中留下能够被回忆起来的记忆，当再遇到某种类似情景的时候，会有意提醒自己应当如何预防受到新的伤害和刺激，这种反应是记忆性的反应。

但在有些情况下，人们遇到某些应激情况时，并没有记忆中经验的配合，却会做出一系列迅速的反应，这种反应叫作身体记忆的反应。身体记忆是区别于语义记忆，未经大脑记忆的一种记忆。由于未经大脑的参与，一旦形成身体记忆也就没法通过意识的干预消除。所以，常用的

认知等方法无法缓解或消除身体记忆引发的症状。而在沙盘治疗中，投射性、表达性原理可以通过图像激活图像、触发情绪反应、释放压抑的情绪，进而消除或减轻躯体症状。

三、内在世界与外在世界整合的疗愈作用

每个人都有不同的个性特征，这种区别源自人们的经历不同，形成的对事物和人际反应的不同。现实生活中，人的思维活动一般不为他人所知，但可以通过其行为和人际模式让别人觉察到。但是，个体在社会化的过程中为了安全防御等心理需要，在人际关系的处理中会用一些习得的经验行为掩饰其内心世界的真实需要。因此，要了解一个人内心世界的真实需要非常困难。不仅人与人之间是这样，个体对自己的了解也比较困难。一般来说，个体对习惯性的思维、行为方式与社会一般常态的差异缺乏自我的觉察能力，常常受到自我认同、自我认知的习惯性干扰。因此，我们常说“认识别人难，认识自己更难”。“当局者迷”就是这个道理。

沙盘治疗的过程中，来访者选择玩具，做出图形，形成主题，赋予沙盘作品以意义，这些都是其根据自己的需要完成的，是借助沙盘元素对自身内心世界的需要进行表达和投射。沙盘作品呈现的其实就是来访者内心世界的需要，是内在世界的外显。

在没有通过沙盘形式呈现出来的时候，很难看到内心世界的需要是什么样的。但通过沙盘呈现出来，来访者便成了自己沙盘作品的“读者”，可以以第三方的角度来审视这些作品。这时，他是站在旁观者的角度客观地看待自己的内心世界，这样就比较容易发现自身的一些内在问题。同时，在沙盘治疗的催化作用下，来访者的内心世界和外在实现了沟通的可能。外在沙盘的呈现在自我觉察和治疗师的帮助下，对照现实常态进行对比，很容易觉察自身内在的矛盾冲突和问题，经过沙盘治

疗特有的技术干预，化解这些矛盾冲突，就实现了内在世界与外在世界的沟通整合，从而实现了疗愈和成长。即使没有沙盘治疗师提供的催化作用，来访者也可以运用旁观者的原理，对内在世界的表达投射进行客观的觉察和认识，启动自己的创造力进行整合，达到自我疗愈的作用。这一特点是其他心理学技术所缺少的。

四、沙盘治疗特殊治疗关系的特别意义

在进行传统心理咨询与治疗时，无论采取哪种技术、方法，建立咨询关系是非常重要的一个环节。只有建立起良好的咨询关系，来访者才会降低防御性，在安全、信任、被接纳、被尊重的治疗环境下，暴露自己的问题，在咨询师的帮助下找到问题的症结和产生问题的原因，从而找到解决问题的方法。

咨询关系的建立主要来自咨询师的人际沟通技巧、共情能力以及咨询、治疗经验和技术水平等。同时，咨询师的角色也是非常重要的。这里所说的“角色”是指咨询师的社会角色。从心理学伦理上讲，如果来访者与咨询师有某种亲密关系，就很难建立起正常的咨询关系。因此，在日常心理咨询关系设置中，要把有亲密关系的来访者排除在工作范围之外。此外，若咨询师与来访者有社会地位上的从属关系，如领导与被领导关系、师生关系等，二者也很难建立正常的治疗关系，因为这种关系的客观存在是一种不平等的关系。

沙盘治疗中，咨询与治疗关系建立在来访者与沙盘元素之间，也即来访者与沙盘元素之间建立咨询与治疗关系，而不是与治疗师建立关系。在真正进入沙盘工作后，治疗师也物化为某种沙盘元素，对来访者的觉察只起催化作用，而非引领、启发作用，这样就有了区别于其他心理咨询技术的特点——沙盘治疗师可以给有亲密关系和有其他各种特殊不对等社会关系的来访者进行治疗。当然，治疗时如何催化来访者进入借助

沙盘元素投射的表达过程中，尽量淡化自身现实角色的影响也是沙盘治疗师的一项基本功。笔者会在后面的章节介绍治疗关系建立在来访者与沙盘元素之间的原理。该原理不仅使心理治疗和咨询扩大到有亲密关系的人员的领域，还会对学校心理工作的开展带来突破性的进展，具有特殊的意义。

五、突破防御直接进入内心世界的作用

沙盘治疗中，来访者与沙盘元素建立了投射表达关系。选择玩具制作图形是通过借助物的间接表达形式，而内心世界的创伤和情节又是通过焦点的形式呈现出来的。选择玩具制作图形完全是按照来访者的需要表达出来的，在这一过程中，似乎关联不到自己内心世界的创伤和事件，因此表达是放松的、毫无顾忌的，这样来访者就在无意中把内心世界的真实需要表达了出来。而且，表达投射的内容、方法以及表达的程度，会受到自身经历形成习惯和固有模式的影响。这种影响将存在于内心世界的问题以焦点形式投射出来，使整个沙盘表达投射的过程突破了心理防御，直接进入内心世界，进入的深度可以直接触及最初的症结。问题一旦解决，就是彻底地解决。

在整个沙盘治疗的工作过程中，治疗师所起的只是催化、促进作用；而来访者实现的是自我觉察、自我发现、自我整合、自我疗愈的过程。来访者选择玩具制作，形成图形，选择什么样的玩具做成什么样的沙盘构图，完全是按照自己的意愿、根据自己的需要来实现和完成的，是其将内心世界通过沙盘元素表达投射的过程。在此过程中，来访者的情绪得到释放，心理缺失得到补偿，自我完成了某种程度的疗愈。在讨论的过程中以及沙盘治疗师的催化下，来访者会觉察到自己的沙盘信息作为内在世界的外射所呈现的异常之处，这种异常的焦点问题必须经过自己的确认才能成为真正的焦点问题，而非沙盘治疗师确认的问题才是问题。

锁定并确认焦点后，来访者要用自己的方法解决这些问题。这些方法往往是创造性的、瞬间性的、灵感性的，但都是通过来访者自身的智慧和能力实现的。在这一系列过程中，来访者的情绪变化、记忆激活等都是源自其自身的努力探索与工作，没有借助其他设置约束、诱导等因素。这样就避开了心理防御，直接进入内心世界的深处，完成心理的整合疗愈工作。

第二章　沙盘疗法的流派、发展和中国文化的作用

一如任何一门心理治疗技术和心理学理论，沙盘疗法也经历了一个发现、准备、创立、发展、逐步成熟完善的过程。

沙盘疗法的诞生距今已有九十年左右的历史，近二十余年来进入快速发展期。该心理技术目前仍处于不断被嫁接、融合、创新的过程中，但在世界各地的心理治疗中已被广泛应用，并越发受到人们的喜爱。近几年，沙盘疗法在我国被迅速推广和使用，各类心理沙盘培训层出不穷。每年都有成千上万人加入心理沙盘治疗技术的学习应用中来，发展前景看好。[①] 胡佩诚主编的《心理治疗》一书中，提到“沙盘疗法是为数不多的能在全球推广的心理治疗方法之一，范围涵盖欧洲、北美、环太平洋地区”。但在我国大部分地区，沙盘疗法还局限在荣格取向的沙盘游戏疗法的推广应用上，对综合取向沙盘治疗理论的研究和应用的推广仅有笔者带领的团队在从事。

一、游戏疗法——沙盘疗法的母床

沙盘疗法最初是从游戏治疗中分化出来的。早在 18 世纪，法国作

① 胡佩诚编. 心理治疗 [M]. 北京：中国医药科技出版社，2006：425—426.

家卢梭就在他的一篇文章中提到“通过观察孩子的游戏来了解和理解孩子是一件很有意义的事情”。他还在有关儿童心理研究的著作《爱弥尔》中，为我们打开了一个通过感性来理解孩子的世界：“以敬畏的心态来对待童年，不要急于对他做出是好是坏的评判”“童年是沉睡的理性，孩子并不是‘小大人’”。

对游戏的研究可以上溯到弗洛伊德（Sigmund Freud）。1909年，弗洛伊德发表了他的经典案例：对一个患有恐惧症的5岁男孩小汉斯的治疗。小汉斯的案例是第一个把孩子的症状归结于情绪原因的案例，也是首例被公开发表的有关游戏对儿童治疗的作用及其治疗方法的案例。

游戏疗法也是从精神分析对儿童治疗的尝试中发展出来的。在弗洛伊德之后，一批新的治疗师纷纷开展对游戏治疗理论和实践的探索。在治疗中，他们为儿童提供游戏材料，让他们通过这些材料来“表述”自我。赫曼（Hermine Hug－Hellmuth）是最早研究游戏治疗的人之一。他认为将成人疗法用到孩子的治疗中是一件困难的事情，因而他借助游戏对儿童进行心理分析和治疗。

安娜·弗洛伊德（Anna Freud）和梅兰妮·克莱茵（Melanie Klein）都是儿童精神分析的直接创立者，也是使游戏治疗系统化和理论化的著名精神分析学家。

1919年，梅兰妮·克莱茵开始使用游戏的方法分析6岁以下的儿童。她假设孩子游戏的内容就像成年人的自由联想一样，是由内在动机决定的，而分析的依据则是把通过语言描述的自由联想换成游戏。因此，游戏疗法成为能够直接接触儿童无意识的方式。在游戏治疗中，她加入了解释技术，特别是通过游戏对儿童病情现象进行分析，把“精神分析创新性地与游戏治疗结合”。实际操作中，她还规定了游戏治疗技术应注意的地方。比如强调设置游戏的环境应保持时间和空间上的相对稳定性、玩具应具有安全性并符合不同人需要的特点。克莱茵对游戏中使用玩具的规定设置得非常细致，其所使用的玩具和材料都非常简易，且有非结构、非机械的特点，如木头人、小动物、小汽车、小房子、剪刀、铅笔等。她的理论和实践形成了一套比较严格的游戏治疗体系，之后迅速被他人借鉴使用。由此，温尼科特认为，克莱茵是最早把小玩具引入游戏和分析的人，她的实践是儿童精神分析中最有意义的进步。

克莱茵探索实践儿童游戏治疗的同时，安娜·弗洛伊德也开始使用游戏疗法对儿童进行心理分析和治疗。她主要将游戏用于更好地推动治疗师与来访儿童建立良好的关系上，加强儿童对治疗师的情感依恋，并把游戏当作通向儿童内心世界的大门。她并不把游戏中的玩具当作象征性的表达，认为儿童不会产生移情，只不过是借助玩具在意识层面对近期经历的事件进行简单的再现。实际操作中，她先是对游戏过程进行观察并对儿童家长进行访谈，在获取孩子足够多的信息后，才会把游戏中隐藏的含义告诉孩子。

除此之外，赫尔姆斯、法伊弗、艾瑞克森等著名心理学家都对游戏治疗的形成发展起到了巨大的推动作用。特别是艾瑞克森“使用玩具的心理诊断”，将各种模型玩具和小物件的器具直接用于心理的诊断和治疗，使人们看到游戏治疗在实际使用中广度和深度的变化。

通过以上众多心理学家的努力，游戏治疗趋于成熟和完善，同时也让人们看到沙盘治疗的雏形。

《沙盘治疗实务手册》一书中对游戏的属性做了分析和概括：游戏在本质上属于自愿性质；游戏没有评价和判断；游戏可以鼓励幻想及想象力的运用，同时促进不带有竞争的控制；游戏可以增加参与及兴趣；游戏可以促进自我发展；游戏没有目的性，因而就没有压力，是完全自由的。

沙盘治疗作为投射性媒介与心理治疗的结合，是游戏发展的一种自然演化。制作沙盘的过程可以促进游戏及关系，在自由放松中完成表达，因此具有一定的治疗性。

二、“世界技术”(The World Technique)——沙盘疗法的创立

英国心理学家玛格丽特·洛温菲尔德(Margaret Lowenfeld)受《地板游戏》(*Floor Games*)一书的启发，创造了“世界技术”。

1911 年，英国作家威尔斯(HG.Wells)出版了著作《地板游戏》。书中，他记述了自己与两个儿子分享的自发游戏过程。这些游戏是在地板上划定的区域内进行的，一旁的盒子里放着各式各样的玩具。孩子们自由选择玩具在划定区域内摆放成各种图形。威尔斯全身心地投入到孩子的想象性游戏中。这一过程已经具有了后来沙盘疗法的基本雏形。威尔斯虽然没有意识到游戏在儿童心理治疗中的作用，对游戏的心理意义也不感兴趣，但他观察到孩子通过“地板游戏”获得了一种“意想不到的愉悦”(strange pleasure)，并且一直坚定地认为“游戏能促进人的创造性思维”。

1929 年，洛温菲尔德在自己的诊所用放沙子、盛着水的两个盘子让前来诊所的孩子做游戏。孩子们自发地把玩具和模型放到两个盘子中，并且形成了各种图形。此前，孩子们在这里是玩地板上摆放的那些玩具和模型，并未像现在这样把玩具放到具体的物件内。这一变化引起了洛温菲尔德的强烈兴趣。她把这些孩子的做法推广到其他孩子的游戏治疗中，效果非常好。于是，一种影响深远的心理治疗技术从此诞生。顺着孩子们的称呼，洛温菲尔德也把这种新的治疗技术称之为“游戏王国”，也就是后来的“世界技术”或“游戏王国技术”(The World Technique)。

“世界技术”使用“一个放沙子、一个盛着水的两个盘子”，孩子们自发地“把玩具和模型放到两个盘子中并且形成了各种图形”。这样，作为沙盘疗法的主要元素沙盘、沙子、玩具及治疗师、来访者都具备了，

还有儿童精神分析和游戏理论的加持，这样，沙盘疗法作为一种新的技术就产生了。

既有理论支持，又有规范的实操方法，可以说，“世界技术”的创立标志着沙盘疗法的诞生。

三、“沙盘游戏疗法”——沙盘疗法的发展

20 世纪 60 年代，瑞士的荣格学派心理分析师多拉·卡尔夫（Dora Kalff）创立了沙盘游戏疗法（sandplay）。

多拉·卡尔夫是在学习洛温菲尔德的“世界技术”后，结合荣格心理学理论和东方文化，特别是中国文化，创设了沙盘游戏及其理论。为了区别洛温菲尔德的“游戏王国技术”，卡尔夫用“沙盘游戏”来命名自己的理论与实践。卡尔夫的沙盘游戏疗法理论建立在荣格分析心理学理论的基础上，认为人的心灵能够被激发并不断朝健康的方向移动；沙游是一种工具，儿童通过它可以表达原型和内心世界，并将每天与现实相连接。她提出了一种假定：象征性游戏实现了意识和无意识心智之间的一种沟通；在治疗师创造的这个得到保护的安全空间里，意识与无意识心智间的交融激发个体产生和谐和丰满的意象，重新建立自我（ego）和本我（self）的连接。伴随着“自我”和“本我”的连接，儿童各方面的行为机能变得更加平衡与和谐。

在 2005 年意大利国际沙盘游戏治疗大会上，大家一致通过了对沙盘游戏疗法的表述：沙盘游戏治疗是一种以荣格心理学原理为基础，由多拉·卡尔夫发展创立的心理治疗方法。沙盘游戏是运用意象（积极想象）进行治疗的创造形式，“一种对身心生命能量的集中提炼”，其特点是在治疗师、来访者的关系和沙盘的“自由与保护的空间”中，将沙子、水和沙具运用于意象的创建。沙盘中所表现的系列沙盘意象，营造出沙盘游戏者心灵深处意识和无意识之间的持续性对话，以及由此而激发的治

愈过程和人格发展。

四、“沙盘——世界游戏”——对沙盘疗法的改良

20世纪80年代，在多拉·卡尔夫创立沙盘游戏疗法的20多年后，美国荣格学派的心理学家格思拉·德·多美尼科（Gisela De.Domenico）对沙盘游戏疗法进行了改良，并命名为“沙盘——世界游戏”。之所以叫“改良”，是因为多美尼科的“沙盘——世界游戏”只是在不动摇精神分析理论基础的前提下，对原来沙盘游戏疗法技术进行了改造和发展。

“沙盘——世界游戏”仍是以荣格的分析心理学说作为理论基础，只不过她的改良幅度较大。首先是在沙盘治疗构成要素上进行了很大的改变，把原来固定尺寸、单一规格的沙盘做成各种形状、规格、尺寸，以适用于不同的人群。在治疗原理和操作过程方面，“沙盘——世界游戏”放弃了象征，转向了关注过程，强调重视沙盘制作过程中意义的形成。根据荣格理论，原型是以象征的形式呈现给人们的感觉和认识、认知，通过原型意象表现出来就成为具体可感知的实物。而原型本身是一个抽象的概念，比如语言就是一个抽象的概念，如“智慧老人”描述出来的不是一个具体的人，而是集中了智慧、老者、聪明、经验对一个长者的语言概括。通过象征的方式把原型意象的东西表现出来，我们就会看到一些长者、智者、学者和年龄较大的人成为一个“智慧老人”的化身。集体无意识是把一切事物的象征意义内化在人类的遗传上，人们通过身体的感受和情绪、情感，把这种象征表达出来。集体无意识永远上升不到意识层面，只能存在于人们的无意识中，并通过行动表现出来，不为人们的意识所察觉。凡是作为集体无意识的东西在人身上表现出来的就是本能，这一切不用觉察，自然地就呈现出来了，是自然的存在。对此现象，多美尼科认为，既然象征意义已经融化在人类的本能中、表现在行动上，为什么还要再去研究、概括某个“物”象征什么，然后还原出

来？既然象征物是无师自通的东西，为什么还要用理性、想象力去还原这种原型意象，感受这种原型意象？她还强调，象征意义是人类用观察和经验归纳总结出来的一种规律，用语言进行抽象表达，再用想象去理解、识别这种东西，这本身就是理性思维和抽象思维的混乱。多美尼科认为，既然如此，沙盘图形呈现出来的意义就直接包含了原型意象内容，直接看它的呈现就可以了，为什么还要研究原型和象征？她还认为，不仅做成的沙盘场景是来访者心灵深处世界的直接呈现，就是做沙盘的过程中，来访者选用的每一个玩具也直接呈现了他的投射。沙盘形成的过程中，随着投射物的集合，无意识的一些记忆碎片通过一个个玩具在沙盘里聚集成形。当形成某种图像、图案的时候，其意义也就形成了。在理解沙盘世界的时候，我们不必研究象征意义，仅看它的意义形成了一种什么东西就可以了。在实践应用方面，多美尼科把沙盘疗法主要应用于个体，扩展到团体、家庭等的治疗上。

多美尼科的“沙盘——世界游戏”理论主要包含以下要点：一是沙盘治疗过程中，关注的重点是沙盘治疗的整个过程，以及创造的景象和不同阶段具有治疗作用的意义的形成。二是不强调“无意识”，通过促使来访者体验沙盘世界和自己的过程，直接触及人类意识的深层。三是相信心灵的自我治愈力量，信任心灵以及游戏的产物，而“治疗师是一个调解者”。四是沙盘作品是心灵图像的直接呈现，是真实的，而不是象征。五是治疗师无需解释沙盘作品，要忘记自己的专家角色，与来访者一起成为沙世界的共同探索者。六是沙盘体验要应用到日常生活中，治疗师也要经常运用沙盘体验进行自我觉察、挖掘。

多美尼科还认为，人类是一个多维的存在体，在不同的维度上是有意识的，而且可以运用不同的意识体（而不是无意识）去体验、回应、创造和调整现实的不同侧面。不管对来访者的诊断如何，人的意识领域和意识体都会在每一个个体上发挥作用，沙盘游戏可以激活它们。

五、多种理论取向心理流派对沙盘疗法的嫁接

在多美尼科对传统沙盘游戏疗法进行改良的同时和之后，多个国家和地区的心理工作者也对沙盘疗法给予了积极的关注，各种心理学流派结合自己的理论对沙盘疗法进行了积极有力的探索，并取得了较好效果。

除了荣格取向的沙盘游戏疗法之外，近三十年来人本主义、行为主义、完形心理学派、认知行为学派、家庭治疗等学派，都对该疗法进行了融合探索。这些学派具有很多共同之处，各有各的特点和优势。正如《沙盘治疗实务手册》中所说的，[①]“从传统的 Lowenfeld 方法（世界技术）和荣格学派的沙盘游戏疗法到完形取向和认知行为疗法，与个案在沙中一起合作的理论和技术方面都有很多方法和细微差异处，这些（和其他）方法每一种都有其治疗价值。”这种百家争鸣的现象无疑对沙盘疗法的发展是有益的，促进了这门技术的发展，让更多人在更广的领域中推广使用这门技术。况且，多种理论的整合有利于一门技术向更科学的方向发展，更具生命力。

事实上，多种理论的嫁接和各种技术的相互促进，使沙盘疗法变得更完善、更丰满、更具理论性和技术性。正如《沙盘治疗实务手册》一书中所说：仅有理论是不恰当的——事实上，没有技术的理论只是哲学而已。反之亦然，没有理论为基础的技术则是相当鲁莽和轻率的，甚至可能有危险。多种理论的探索和实践应用，从不同方向促进了沙盘疗法理论和实践的有机结合。

六、综合取向沙盘治疗对沙盘疗法的整合

琳达·霍迈尔（LindaE.Homeyer）教授是美国德州州立大学咨商、

① Linda E. Homeyer、Daniel S.Sweeney 著. 沙盘治疗实务手册 [M]. 陈信昭等译. 新北：心理出版社，2020：4.

成人教育与学校心理学系的专业咨商学教授。丹尼尔·斯威尼（DanielS. Sweeney）是美国乔治福克斯大学游戏治疗西北研究中心的创立者以及咨商研究所咨商与咨商学教授。二人都是沙盘疗法的研究者，并将该疗法的研究成果于 1988 年通过 *SandtrayTherapy: APraltilal Manual* 一书的出版公布于世。目前，该书已翻译成中文、韩文、俄文及西班牙文等，影响甚广。

两位学者综合了目前世界流行的各种流派和各种理论取向的沙盘疗法，并进行了整合，成为综合（折中）取向沙盘治疗，并对荣格取向沙盘游戏疗法的历史作用给予了高度评价。同时，对荣格取向沙盘游戏疗法与沙盘治疗进行了区别和界定，强调使用“沙盘治疗”[①]（Sandtray therapy）一词可以使人们的工作方式与沙盘游戏疗法（Sandplay）区别开来，沙盘游戏疗法指的是由瑞士的荣格分析师多拉·卡尔夫发展出来的方法，她用该词来描述其运用沙盘的治疗取向……只有在讨论源于卡拉夫的荣格取向时，才用“沙游”一词。

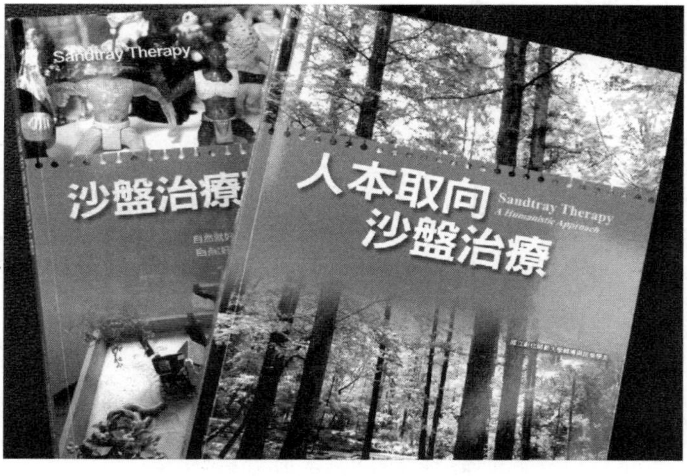

图 2-1　各种理论流派沙盘疗法的书籍

① Linda E. Homeyer、Daniel S.Sweeney 著. 沙盘治疗实务手册 [M]. 陈信昭等译. 新北：心理出版社，2020：4.

综合取向对沙盘治疗的定义是：沙盘治疗是一种表达性及投射性的心理治疗方法，透过运用特殊的沙盘媒材作为非口语媒介，来发现及处理内在及人际议题，过程是由个案所带领，并由一位受过训练的治疗师促进。本书下一章将专门对综合取向的沙盘治疗进行研究和介绍，此处只对它的定义做一下陈述。

本书所讲述的理论方法和案例都基于综合取向的沙盘治疗，并大量加入笔者近几年的实践经验和研究成果，望能得到读者的指正。

七、对沙盘疗法发展的展望及中国文化的作用

随着人类文明的发展，任何一门学科和技术都无法独立于世界和社会环境的影响之外，必须要广泛接纳社会思潮和科学技术发展的成果。心理学作为介于社会科学和自然科学之间的边缘学科，更会受到哲学、经济、历史、文化和自然科学技术发展的广泛影响。民族化、本土化是任何一门心理学技术生命力的土壤和重要研究课题。

心理学在中国起步较晚，当前的心理学理论和心理学技术基本是以西方心理学为主，这些理论和技术必须经过与中国文化的充分整合、消化、吸收，才能真正发挥积极的作用。十几年来，笔者坚持研究综合取向沙盘治疗，从一开始就以中国的哲学思维来理解思考沙盘治疗理论的每一个细节，并运用中国文化背景下的伦理探索沙盘治疗的应用实践，收到了一定的效果。实践证明，沙盘治疗与中国文化的结合具有无比强大的生命力和广阔的前景，必定会使这门心理学的技术成为我国民众广泛接纳的有效技术之一。

中国文化有着悠久辉煌的历史，带有丰富多彩的元素。它以华夏文明为基础，充分整合了各民族、各地区的文化要素而形成，因此具有独特的哲学思维和丰富的理论体系，对沙盘疗法技术的发展有着独特的作用和优势。我们可以从以下几个方面来探讨中国传统文化和哲学思维对

沙盘疗法应用和发展及对促进这门技术本土化成长的作用。

1．中国传统文化认知模式

中国古代哲学认识世界的主要方式是“格物致知”，可概括为“观物取向”“万物交感”“类比推理”“静观玄览”四种形式。在传统文化的代表流派中，儒家强调“三省吾身”，道家主张“静观玄览”，佛教倡导“顿悟”，理学提倡对事理要“涵养切己，默识心通”。

中国传统文化哲学的直觉思维具有整体性的特点，强调知、情、意、行的统一性，表现为天人合一、情景合一、知行合一的整体性精神境界。其中，“知”指人们的认知、观念、感觉、知觉、注意等；“情”指人们的情绪、情感，有独特的主观体验、外部表现、生理唤醒元素组成；“意”指人们的思维模式，即固定的观念和意志；“行”即行为和表现。知、情、意、行统一，形成了内在与外显的和谐关系——这就是“和”。这个过程是通过直觉思维给出了这四个因素之间的相互关联的整体把握，而不是通过逻辑论证推断而出的。中国传统文化强调要认真观察事物，多看、多观察、多听、多比较，融会贯通，即观其行而知其言，闻其言而知其心；要透过现象看本质，不要为表面的现象所迷惑。实现直觉整体思维的模式，在中国传统哲学中表现为“比类”与“意会”两种基本方法。用直观的、比类的方法，通过对个别事物的认识进而用“比类取象”的方法，由此及彼、由近而远，即可获得对象世界的整体性、全面性认识。

沙盘治疗中，觉察焦点问题强调要从感觉层面入手，通过“眼观”“耳闻”等接受外部世界的信息，体验由此产生的情绪、情感反应，觉察相应的行为与思维模式的关系进入微观世界的探索。要认识到沙盘世界中的“道”，就要“静观玄览”：把内心世界打扫得干干净净，杜绝外界的一切干扰，像一面清澈幽深的镜子，不沾染一点灰尘，这样，万物就会呈现在眼前。通过不受经验和逻辑思维干扰的内心觉察，连接人的本能，通过对玩具、图形、动作、情绪的客观觉察，链接到来访者经历过的事件，形成的情结以及对当下行为表现状态的关联，由此及彼、由近而远、再由远而近觉察到焦点问题。沙盘治疗实现疗愈的过程，也是运用知、情、意、行相互关联及内在联系规律，达到知、情、意、行协调统一的过程。并且在这个过程中，还充分运用了中国哲学“本体”世界的不可言传性与不可思议性，通过直觉意会把握沙盘中的呈现，与个案的关联修通，而不是通过语言述说和逻辑推断。这里所遵循的就是中国传统文化和哲学思维的根本模式。

2. 中庸思想

中国古代的哲学流派都有各自的主张，也有更多共同的思维模式。其中，一个重要的倾向就是中庸思想。儒家的“中庸之道”，道家的“自然而为”“和而不争”，佛教的“空净无欲”，这些主要流派都在强调一个中心思想，即认识事物及其内部规律时承认它们都存在差异、存在矛盾，但在解决矛盾的方法上，主张调和以及关系的平衡，而不主张对立、对抗。如中医思维中的调气血、通经络、和脾胃等，就体现了这种哲学思想。

沙盘治疗中，在“发现”和“处理”“内在”及“人际议题”的思路和方法上，也体现了中庸思想。寻找焦点，就是承认差异的存在，正视且不回避矛盾。焦点问题的存在就是来访者内心世界知、情、意、行存在失衡状态或有对立冲突，外界刺激破坏了其内心世界的“中庸”和“和”的状态。通过沙盘制作过程、语言表达、沙盘构图与现实的差异找到“焦点”问题；然后用“中庸”的方法解决这种对立的矛盾。“超越技术”通过加入第三方元素和“两极整合技术”互为背景的平衡及修通，使矛盾对立缓和、缓解，最终实现矛盾的解决。沙盘疗愈的过程就是从对外部世界的觉察、感受、调整达到自我内心世界平衡的过程，从而化解情结，疗愈身心。

3. 中国传统文化哲学思想中具象化、具体化特点

中国文化及哲学不重视高度概括性和抽象性的纯粹形式化的哲学思维方式，而是认为“理在具体事中”。离开具体事物，哲理也就不存在。日常生活中，从具体细节、行为中反复实践，反复体悟，不断完善人格，实践道德责任；强调能够认识和处理好日常事务，就是“明理”的最好证明。

沙盘治疗中，沙盘制作过程运用“沙盘媒材”表达投射“内在”和“人际议题”，完全把这一治疗技术生活化，甚至让来访者感到是在进行生活化的体验，是在重复、模仿日常生活中的行为。人与沙盘元素的连接，从感觉到选择具象化的玩具以及做成生活场景和模型，都是在生活化的活动中完成的。而此过程却能达到治疗的目的。沙盘治疗中的口语讨论，没有理论或道理性的说教，而是以来访者的沙盘呈现为线索，进行生活化的讨论。非口语的表达投射也避开了抽象的说理、说教和意识层面的讨论，让来访者在自我觉察中步步深入，到达自己的本能和灵魂。特别是在对具象化的玩具使用上，来访者从对玩具的感受开始，进而探索玩具要素与自己的需要，以及将当下的需要与经历过的事件进行连接，这一过程没有引导和逻辑推理，完全是在治疗师的催化下的自我探索、自我连接、自我调整、自我实现。

4. 中国传统文化强调智慧而忽略知识和经验

中国传统文化的哲学观在智慧和知识的关系上强调智慧之道，淡化知识的作用。所谓的道，有时指的是关于天地万物之间及人生的本质和规律，有时是指关于一切事物最根本的智慧，而知识则是庞杂的具体事物。智慧是宏观的，知识是微观的。老子认为，学得越多，可能距离道越远。庄子认为，人生有限，而具体的知识是无限的，以有限的人生去追求无限的知识，那是无论如何也实现不了的目标。因此，他认为要了解、领悟宇宙、人生的总体和本质之道，只能依靠静观玄览的方式，从

整体上以不可言说的途径去反复感悟，通过内心直觉与事实经验去反复验证，只有这样才能真正把握道。沙盘治疗同样强调忘记经验、知识，同时阻隔过去与未来的干扰，全身心投入到当下的直观感觉和领悟中来，才能发现自身内在的问题，并找到处理、解决焦点问题的方法。实践中，我们能学到的沙盘理论、知识是具体的、有限的，无法应对复杂的、千变万化的、细腻的心理现象。有些经验还常常成为治疗师的预设和暗示，以及觉察问题的干扰因素。沙盘工作过程中，从选择玩具到搭建图形、再到超越技术的应用，每个环节都是在激发、调动来访者独特的创造性，这是智慧在起作用，而不是知识在起作用。有时，这种智慧的激活又是在直观感觉诱发本能活动的状态下实现的，而非依靠知识和经验，也不是靠逻辑的推论。依靠知识和经验制造出来的东西往往是模仿重复，而不是创造。沙盘过程恰恰是不可重复的创造过程，创造的根本动力源自当事人所经历的事情以及形成的需要。每个人的人生经历不同，需要也不同，就会创造出不同的沙盘作品。

5. 中国传统文化伦理观的特点

中国历代各哲学流派在精神基础上有一个相近的特点，即政治伦理和道德伦理最为发达并被重视。特别是儒家思想把政治伦理和道德伦理放在至高的位置。所谓“君君臣臣、父父子子”，以及中药配伍中的“君药”“臣位”等，无不体现着这种政治伦理观。中国教育学史上也把这种政治伦理观作为主要内容，将“师”的地位推到崇高的位置，“师道尊严”“万世师表”“一日为师，终身为父”等均强调了师者至高无上的尊严。中国传统文化中，对“师”的要求是极高的，要想为人师，必须具备一定的能力和水平。“为人师表”提出了师者必须以身作则，处处做好典范和表率。同时，“亦师亦友”“不耻下问”也表露了师生间亲密无间、平等学术交流的关系状态。这些传统伦理观在沙盘治疗中亦得以充分体现。

沙盘治疗的定义提出，治疗时要“由一位受过训练的治疗师所促进”，这就是把治疗师作为“师”的条件和要求提了出来。若想成为合格的沙盘治疗师，不仅要“受训”学习理论，还要经过实践体验的“练”。理论和实践相结合，才能具备治疗师的基本条件。治疗师发挥作用的方式是“促进”，也体现了中国文化中的政治伦理观。治疗师的作用是激发、调动来访者自我觉察、领悟和解决问题的能力，是促进“觉悟”，而不是僵死地学习。学习沙盘治疗技术重在掌握方法和规律，而不是用固定的案例在实践中推广应用。这是授之以渔，而非授之以鱼。在与来访者的关系上，治疗师是一面镜子，沙盘、玩具、沙盘构图亦然，目的是让来访者从一面面镜子上观察、探索、了解自己，从现实常态这面镜子上照见自己、调整自己、规范自己。在此过程中，治疗师的治疗伦理观与中国传统文化中的伦理观不谋而合、融为一体。

第三章　沙盘元素构成及沙盘室建设

研究沙盘疗法，可以从研究沙盘元素开始。

组成心理沙盘疗法的因素很多，从大的方面来讲，就是硬件和软件两方面。作为沙盘的材料主要包括沙盘、沙子、玩具，这是基本的硬件。心理沙盘运用哪一种理论作为支撑，就是软件。来访者把自己的心理需求通过硬件的载体投射表达出来，在软件程序中运行计算，并在治疗师的指导下看到自己运算的过程和结果。这就是心理沙盘疗法工作运行的过程。不同的理论趋向的沙盘疗法有不同的使用软件的方法。效果的好坏取决于沙盘治疗师的理论和实践水平。不变的是作为沙盘材料的硬件，还延伸到沙盘治疗室的环境，包括灯光、空间、布置等。治疗师在心理沙盘工作中起的作用，是介于软件和硬件之间的存在，或者说是在两者之间游动的一种存在。在表达投射的时候，治疗师也物化为一种特殊的“玩具”和存在，有时甚至起到镜子的作用。但作为导入者和陪伴者，治疗师催化来访者的觉察以及问题的解决，又与来访者建立起一种关系。尽管这种关系不是传统心理学意义上的咨询关系，但其运用的方法、经验、操作技术都是理论的化身。所以，它又是一种软件。

沙盘元素主要有沙子、沙盘、玩具，被称为沙盘疗法的三元素。

“沙”字始见于西周金文。其古代字形很像水及散碎的沙粒：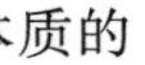。“沙”的用法在汉语中非常奇特。根据汉字造字规律和对事物本质的

认识，沙子的“沙”应当是石字旁的“砂”，但《说文解字》中说“沙”是会义字：从水，从少，水少沙见。平时水多时，沙在水下，水小（古代“少”“小”通用）了，就现出了沙。沙子跟水紧密联系在一起，沙成了水的附着派生物。因此，“沙”字的用法就很神奇。汉语大词典中，“砂”同“沙”，是“沙”的俗字。砂通常指岩石风化后经雨水冲刷或由岩石轧制而成的粒径为 0.074~2 毫米的粒料。其主要化学成分是二氧化硅。

为什么选择沙子做沙盘治疗的重要媒介？大家是否对司空见惯的沙子进行过仔细的观察和思考呢？

沙子是存在于世间的一种最基本的物质，可说是无处不在。地球表面积 5.1 亿平方公里，其中海洋 3.61 亿平方公里，占比 70.8%；陆地 1.49 亿平方公里，占比 29.2%；沙漠面积为陆地总面积的 30.3%。沙漠，只是沙子相对较为集中的地方而已。沙漠之外的陆地上，也到处分布着沙子，只是人们常常忽略它的存在。不仅陆地上到处有沙子的存在，就是在占地球面积最大的海洋里，也处处分布着沙子。

面对几乎无处不在的沙子，大家可想到过它是怎样形成的吗？

这是一个凝重而沧桑的话题。你可能以为自己对无所不在的沙子是非常熟悉的，可在下面的探索里，你可能会重新认识沙子。

一粒粒细小的沙子，无论是沙漠上的还是海底的，它们都是从岩石中分裂出来的。岩石是沙子的母体，沙子是岩石经过地球外力作用或人工加工后形成的。岩石风化后形成沙粒，其被风或水携带运输的过程中，重量和体积较小的沙粒首先被带走，沿路沉积到土壤造就的平原。当风速或流速减小时，重量体积大一点的沙粒也会沉积在大地上，形成沙丘。重量较大的沙粒会留在原地继续风化。

沙子通常以石英的形式存在，其化学性质稳定、质地坚硬，正所谓“水中之刚，故曰沙”。“坚如磐石”即是对沙子坚硬本质的描述。

沙子是时空的产物。一粒沙子的形成，可能要经过成千上万年的时间。从山体到岩石，再到石头、沙子，这种没有生命的物质可能要行经千里万里路，才能落脚到当下所在的地方。你看到的每一粒沙子，以及与它的相遇都是偶然，隐含着时空的巧合。

任意两粒沙子的组合，也可能是偶然的巧合，甚至是奇迹。它们很可能不是来自同一块岩石母体，甚至不是来自一个地方，是大自然神奇的力量使它们成为同伴。因此，每一粒沙子，在你看到它的时候，都已经有了无数次沧桑的蜕变和历经磨难的行走过程。

一粒沙子独立存在时，它是一种坚硬的物质；众多沙子组合在一起时，它们又像河水，是柔柔的细流或波涛翻滚的大江大河。

笔者曾在新疆的库尔班通古特沙漠见过大风的驱动下，沙漠流动的壮观景象。大风刮过时，不远处的沙丘像河水般流动起来，滚滚前行。沙的河流上还飘着薄雾一样的沙尘层，既像清晨的雾，又像淡淡的炊烟，随着沙河的流动飘舞。沉浸在这奇妙的意境中，使人忘了时空的存在，忘了此时此刻自己正置身沙漠之上。

笔者也曾于十几年前的某个春天，在宁夏回族自治区和朋友驱车从中卫黄河岸边的沙坡头向贺兰山方向进发，纵向穿越腾格里沙漠。暖暖的阳光里，整整一个下午，我们乘坐的越野车像一条船般在沙海里航行。沙漠一如逆行的水流，潺潺向后退去。一阵疾风吹过，车身晃动，仿佛海浪拍打着船身。浮起的沙尘也像薄雾般遮挡了我们的视线。当风止时，向远处眺望，一道道隆起的沙丘像大海中起伏的巨浪，漫延远去。间或看到稀稀拉拉的草丛和红柳，往往是被流动的沙浪埋得只露出尖尖儿。

还有一年秋天，笔者乘飞机从兰州到库尔勒，在中国第一大漠——塔克拉玛干沙漠的上空飞行了一个多小时。当时正值晴空万里，下面全是金色的沙子，层层叠叠的沙丘挤在一起，像海里壮观的波浪。

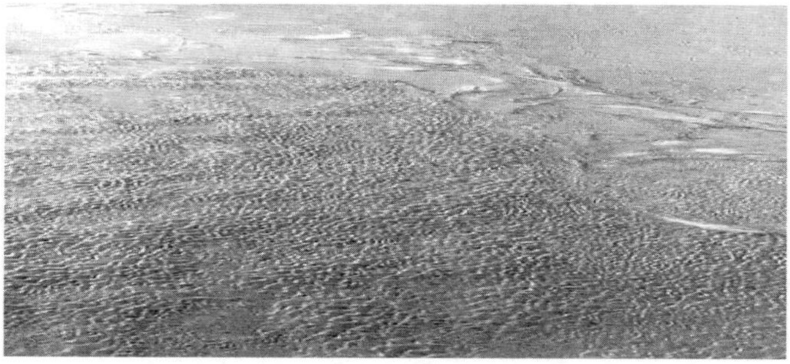

图 3-1　航拍塔克拉玛干沙漠

一次次被这样的壮景召唤，难免掀起内心的巨浪狂涛。每当想到这波澜壮阔的大漠风情是由一粒粒细小的沙子和风共同创造出来的，笔者的心灵就感到深深的震撼：沙子如此微小，沙漠又是如此广袤无垠，两者却紧密相连，它们是由同一种物质构成的。

2011 年 7 月 6 日，英国媒体公布了一组在 250 倍放大镜下看到的沙子的图像。它们结构精细、绚丽多彩，像彩色的雪花一样漂亮。

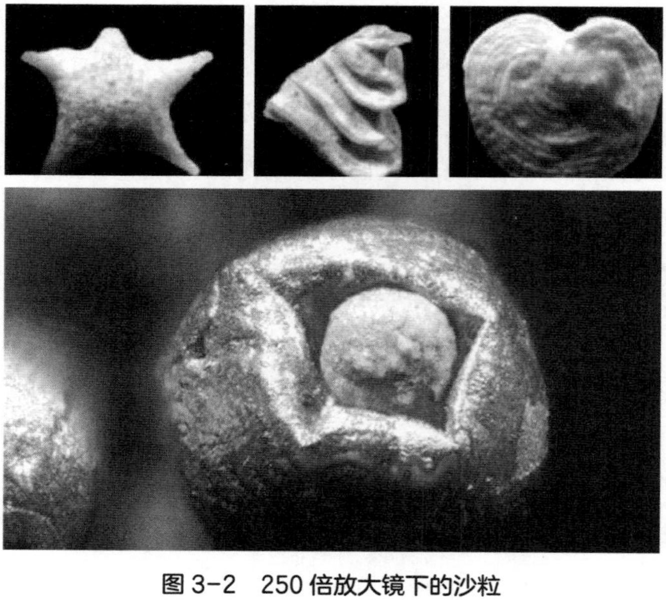

图 3-2　250 倍放大镜下的沙粒

在远超人类视觉分辨率极限的情况下，这些细小的微粒呈现出螺旋状、贝壳状、海星状，还有火山岩的碎屑形态。这些照片的拍摄者——英国伦敦大学生物医药学博士格雷·格林伯格教授感慨地说："真是难以想象，当我们走在海边的沙滩上时，我们的脚正踩在这些精致的小东西上面。每一次当我透过显微镜观察的时候，我都会惊叹于大自然的力量，那在海边永恒翻卷的浪花，那种难以置信的复杂性和每一颗沙子独特的个性。"

说到这里，请允许笔者将沙子跟人类联系在一起。

事实上，我们追寻一颗沙子的经历，跟品味一个人的人生经历是非常相似的。

我们说，沙子是时空的产物。每一粒沙子，都在岩石中沉默了许久，一旦从岩石中分裂出来，它就开始经历艰难曲折、流连颠沛的考验。漫长的时间长河里，它们的棱角被慢慢磨去，形状不断发生改变。每一粒沙子，都有自己独特的经历。它在每一个时间坐标上的转移，可能是漫长的，也可能是短暂的，但都凝聚着神奇的力量。

仔细想一想，这多像一个人的成长经历。

一个人从出生到死亡，一生经历过无数艰辛的挑战、生存的磨难和心灵的洗礼，由一个不谙世事的孩子变成成熟的社会人。这样的一生与沙子的历程多么相似！群沙又多么像人类的社会、人类的历史！一个人在茫茫人海中就像一粒沙子在沙漠中，是多么的微不足道的存在！但当我们聚焦于一个活生生的个体，就像放大了一粒沙子，这个生命又是如此辉煌和生动。一个人的力量是弱小的，但汇集成群体时，合力又是巨大的，势不可挡，甚至能改变历史的进程。

开篇用这么多文字描述和了解沙子，是想与大家一起启动另一种思维方式和感知世界的方法。就是从观察思考一粒沙，进而去理解世界，重新认识我们自认为已经熟悉的一切，让心灵进入一个新的领域。

回到现实。当你静下心来，以放松的心情随着这些文字思考，思绪就会降落到沙中，进而产生无限的思考和感慨。也许你会因为对世界的新发现而情绪激动，也许你会对沙子产生一种从来没有过的敬畏和亲切之情。沙盘治疗通过观察和触摸沙子，让一颗颗躁动悬浮的心安静下来，回到当下，回到自身，并通过沙与现实世界进行连接。所以，沙盘治疗选择沙子作为基本的媒介材料，实在是别有一番意义。

沙盘是用木材或其他材料制成的几何形状容器。沙盘一旦应用到沙盘疗法工作中，就有了一个与周围空间隔离的界限。沙盘治疗中，人们可以在其中用玩具创造出一个独特的世界。这个世界看似是来访者无意创作出来的一个随意的场景，却是与来访者人生经历紧密相关的事件联系在一起的。其中，来访者一些被遗忘的历史画面被复活，一组组精神的甚至是幻想出来的高楼大厦被活灵活现地创造出来。这个世界可以跟外界完全隔绝。所以，沙盘不仅是盛装沙子和玩具的容器，也是盛装精神的容器。

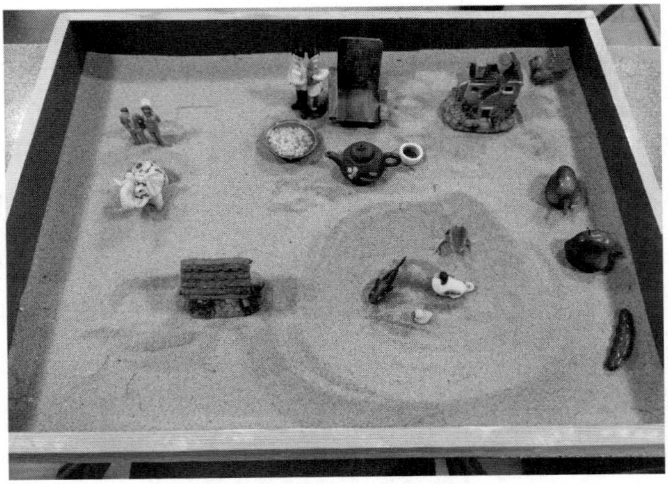

图 3-3　个体沙盘作品展示

玩具是世界的缩影。世界上有多少实物，或者说有多少精神需求的理念，就可以被复制出多少玩具。在沙盘疗法工作中，选用的每一个玩具对来访者来说，都是真实的存在：一棵小树的模型就是一棵真实的树，一只老虎的模型就是一只真实的老虎。每个玩具都是真实的，都被赋予了生命或者精神的意义，甚至这些玩具内涵的外延会被无限放大、扩展。在沙盘治疗中使用玩具时，人可以是物，物可以是人，随心所欲，形随意到，意到有形，不用言语表达，而是用玩具和沙盘元素表达，用场景造型及其过程表达，这就是它的语言，玩具就是在这种情景中最重要的“文字”。

每一个民族的语言都拥有一定数量的文字符号。据已通过专家鉴定的北京国安资讯设备公司汉字字库统计，目前该字库收入有出处的汉字91251个，这是目前收入汉字最全的字库。在汉语言中，使用频率最高的汉字却只有3000多个。据国家有关机构统计，常用字和次常用字在2500~7000之间。

据教育部、国家语言委员会向社会发布的“2007年中国语言生活状况报告”显示，从汉字使用情况来看，2005年、2006年、2007年，高频字覆盖率达到80%的字种数分别为581、591、595；覆盖率达到90%的字种数分别是943、958、964；覆盖率达到99%的字种数分别是2314、2377、2394。可见，2394个常用汉字的覆盖率达到了99%。

沙盘治疗中，玩具就相当于“语言”，我们没有必要把世上所有东西都制成玩具，应用到沙盘治疗中来，事实上也不可能做到这样。我们只选择具有代表性的日常生活物件模型充当沙盘中的玩具就可以了。在一般的沙盘治疗中，选择300~1200个玩具基本可以表达人们的心理需要，它们就像人们书写时用到常用字词，足以表达各种心情。

一般情况下，沙盘玩具应该包含人物、动物、建筑、交通运输、大自然的产物，如石头、贝壳、树叶等。如果玩具太少，不能很好地表达来访者的需要；如果太多，反而会造成选择的困难和困惑。特别是以儿童作为主要工作对象的沙盘室，玩具太多更不利于选择和表达。因此，对儿童来说，300 件左右的玩具就足够了。对于以成年人为工作对象的沙盘室，考虑到团体沙盘，700~1000 件玩具也足够了。从某种意义上来说，沙盘玩具过多和过少都会形成对来访者的控制，影响玩具的选择、表达和治疗。

在选择玩具时，还要注意尽量不要过多选用有固定意义的玩具，这相当于一种设置和暗示，不利于来访者的创造性表达。比如“观音送子”这样的玩具等。国际沙盘游戏治疗学会主席茹思·安曼（Ruth Ammann）强调：“应该去抵制过多地收集和提供那些已经定义好的沙具的诱惑。”

我国是一个多民族国家，针对不同民族开展沙盘疗法工作时，应当考虑增加一些与民族文化和生活习俗相关的玩具。

筹建沙盘治疗室时，可以先买一套 300~500 件的基本沙具，之后外出旅游或参加其他活动时，再零星选购一些别具特色的或自己喜欢的玩具，这样的收集更精彩、更有意义。笔者的两个沙盘治疗室就是先购买了两套最基本、最简单总计约 800 件的玩具，另外的玩具是去各地旅游时，从不同地方收集起来的，形成了现在每套 1000 多个玩具的规模。

当然，与沙盘、玩具相关联的还有沙桌（架）、玩具柜（架）等，它们是沙盘和玩具的躯体支撑，在沙盘治疗构成元素中的意义比较弱小，这里不做更多讨论。

沙盘治疗的环境因素还包括一个大小适宜、安静、简洁、明快、舒适的心理工作室。其本身是物质的，却也像沙盘一样承载着精神。

如果说，通过沙盘做出来的图像可观可感，是外在显现的一种世界的话，人们追寻的就是通过这外在的世界探索与之相关联的内在世界。起治疗作用的过程就是内外世界连接、沟通的过程。

首先，来访者和治疗师都是作为个体的人，其本身就是治疗的元素。

有时候，治疗师在来访者眼中也是一个玩具，是被来访者感觉物化的某种玩具，承载着他们的移情和投射。

其次，是治疗师和来访者之间的关系。这种关系不是固定不变的，而是随着治疗进程的发展不断变化的。治疗的过程中，治疗师跟来访者怎么互动、以何种方式互动才是最好的状态，是需要研究和探索的问题，本书会在后面的章节进行讨论。

第三，除了治疗师和来访者的关系外，还有来访者和环境的关系。环境空间是物理性的存在，一旦应用道沙盘疗法中，它就能孕育出另外一个重要的要素，这就是我们看不见的关系场。

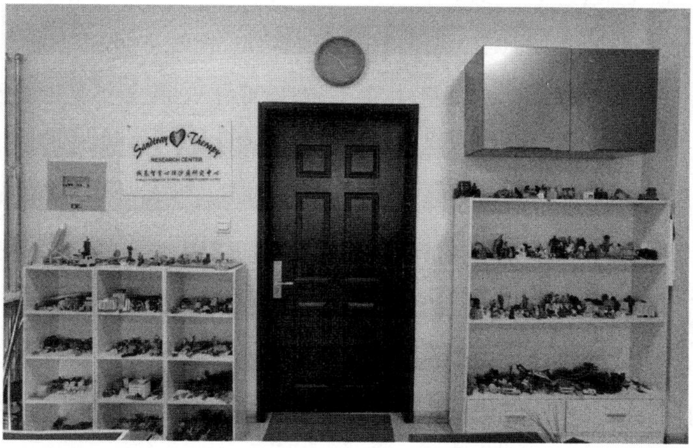

图 3-4　沙盘工作室一角

第四，场的形成。沙盘、玩具、来访者、治疗师等因素相互作用在沙盘治疗室里，便形成了一种“场”，是一个在特定环境里所有存在物相互关联的场。当一个来访者进入沙盘工作室，他就进入一种环境、一个场里来。这种环境既有物的因素，又有关系的因素；既有作为生命的人的因素，又有没有生命的玩具的因素，以及周围的墙壁、桌子、椅子、墙上的画、花盆里的花草、能闻到的气味，甚至空气等，这些都是治疗元素。根据场的理论原理，任何事物一旦确定其位置，它就不能独立于场域之外和世界之外，而是跟周围的一切要素都建立了一种联系，并且这种联系都对一个个存在的单体发生作用。如果沙盘治疗室内很杂乱，来访者很可能会感觉到不舒服，这种环境极不利于心理治疗。他对治疗环境产生的情感，会以态度的形式转移投射到治疗师身上，可能对治疗师产生一种不信任感，从而影响他对治疗师、沙盘治疗技术的信任，也会影响到沙盘疗法的效果。所以，对于沙盘治疗的要素要研究得非常细致，将所有因素都考虑进来。中国台湾地区的一些沙盘治疗室内，会在沙盘架前设置一道可以垂下来的帘子，当来访者把沙盘作品制作完成后，进入到口语交流、探索觉察阶段的时候，治疗师会把帘子拉下来，挡住沙盘架上的玩具。其目的就是要挡住来访者的视线，使其不再对那些玩具产生新的兴趣和移情，而将关注点聚焦到自身和已经完成的作品上，创造一个更利于治疗的环境。这种做法是非常有意义和借鉴价值的。

沙盘疗法工作室的布置没有特别的要求，只需按照一般工作室的设计和要求布置就可以。若主要用于个体沙盘工作，十几平方米的空间就可以。若考虑到团体沙盘，可配置更大一点的房间，要以经济实用为主。当然，过于空旷或狭窄的空间也会对沙盘治疗的过程有影响，就像前文提到的沙盘治疗室里面形成的“场”的作用那样。总之，沙盘治疗室的设置原则就是大小适宜、安静、简洁、明快、舒适。

第四章　沙盘治疗的适用范围

任何一门技术都有其独特的作用和适用范围。传统的沙盘游戏疗法是游戏疗法借助沙盘元素的嫁接，对某一部分人群有很好的疗愈效果。沙盘游戏疗法最大的优点是简单易行，能让来访者在游戏中实现疗愈，使心理问题轻松得到解决；并且“游戏疗法”的名称容易让人接受，能满足人们心理上的某种需要，特别是对有心理防御和某种程度羞耻感的人来说，该疗法更易于接受。但是，沙盘游戏疗法作为游戏疗法的特殊形式，必然表现出游戏疗法的局限性，依照百度百科词条的说法①，游戏疗法把心理治疗研究推向了非语言的王国，该治疗主要适用于4~13岁儿童的攻击行为、焦虑、抑郁、注意力难以集中、违纪行为、社会适应障碍、思维障碍、应激综合征等。由此可见，沙盘游戏疗法的适用范围有年龄上的局限。这也是沙盘游戏疗法在实际应用中对高中以上人群和成年人效果不理想的症结之处。

而沙盘治疗是一种综合取向的技术，由于它吸收借鉴了其他各种沙盘疗法的优势，又定位在循证方向，其原理聚焦在“表达”和“投射”心理的“内在”及“人际”上，所以极大地扩展了它的适用范围，可适应于各年龄段的各类状况人群。

---

① “游戏疗法”词条由“科普中国”科学百科词条编写与应用工作项目专家审核.

一、应用于心理诊断

在进行沙盘治疗工作的时候，我们可以通过来访者做成的沙盘及制作过程的信息，通过讨论得出其与现实生活有矛盾冲突的焦点问题，与其内在的冲突，即内心世界心理上的冲突的关系。在现实生活中，可能表现为一些情绪状态或者症状状态，如抑郁、焦虑、恐惧、强迫性行为等。但这些都是表象，根源在于其内心世界的冲突。而内心世界的冲突一般又源自当事人经历过的事件刺激形成的，相对固定的应对事件的反应模式。根源还在事件本身。在沙盘治疗中，来访者呈现出来的与现实冲突的焦点问题，一方面源自事件冲突的场景因素，通过选择的玩具链接当时的事件；另一方面也会通过无意识的动作、构图中物件之间排列组合的逻辑关系呈现当时事件刺激而形成的应对习惯和模式。这两方面的内容都有意义。后者让我们看到来访者内心世界的冲突，前者对他来说已经有了重获补偿，获得满足或重新体验创伤、处理创伤的机会，从而达到疗愈的目的。

来访者内心世界的矛盾冲突作为焦点问题存在，被治疗师与来访者一起发现，这就是找到了问题，该过程就是心理诊断的过程。但这个诊断不同于传统的心理治疗和心理咨询的诊断。在传统心理治疗、心理咨询中的心理诊断，是要把来访者诊断命名为病症名称，如焦虑症、抑郁症等；在沙盘治疗诊断中，诊断看到的仅仅是来访者内心世界矛盾冲突呈现出来的焦点而已。具体来说，通过沙盘进行的心理诊断有三个特点：一是如前所述，不随便贴标签、不下主观结论为某种症状，而只是抓住焦点与来访者一起讨论探索为什么会有这种冲突，并一步步寻找其内心世界的状态及形成问题的原因。当然，去往深处的探索觉察过程同时也具备了心理治疗的作用和效果。二是找到的焦点一般是来访者内心世界冲突的源头。玩具及其特征表达了当时事件的相关因素和场景，排列组合方式展示了事件刺激给其带来的作用形成的思维和行为反应模式。我们表面上是在讨论来访者当下沙盘呈现的内容，其实触发的觉察早已回到过去事件的原发地，只是来访者可能对此不一定有觉察而已。从源头上查找问题、处理问题，才是最准确、最有效、最有针对性的治疗方法。这是沙盘治疗格外有效的重要原因之一。三是只针对当下看到的焦点问题而展开工作，不追溯过去的事件。沙盘治疗的工作重点是发现并处理来访者在制作沙盘中呈现出来的焦点问题，在当下发现并解决焦点问题就完成了本次沙盘治疗的任务。诊断过程中，只找到焦点，并不深究其与原发事件的关系。其实大多数情况下，也找不到这种连接关系。沙盘元素之所以能链接到原发事件是无意识的投射和表达自动实现和完成的，来访者在意识层面往往并不知道这种链接的关系。

二、应用于心理治疗

沙盘治疗工作的全部过程即是治疗过程。

在沙盘工作过程中，首先是来访者根据当下心理的需要选择玩具，而这些玩具与过去事件的经历有着某种连接。因此，选择玩具的过程就是寻找与过去事件连接的过程。当来访者选定需要的玩具时，就获得了过去缺失的补偿，得到满足，进而得到疗愈。有时候，来访者选择的玩具并不是自己喜欢的，而是自己恐惧、排斥的。这种情况意味着他在寻找过去事件给自己带来负面情绪的因素。过去经历过的事件形成的创伤，会造成他对一些客观事物和人际关系过度敏感的反应和不良的情绪体验。但是，人的本能是要不断超越自己，使自己朝着快乐的方向发展。这些固着的坐标点会长久重复性地影响人们的情绪体验，而人会本能地不断寻找解决的方法，努力超越自己这种不良情绪体验的模式和状态，因而会选择自己并不喜欢的玩具。但他们在当下状态找到这些玩具的时候，已经具备了一定的经验和应对问题的技巧，面对过去原发事件对其可能产生负性情绪的物件以及相应的事件时，便不是原来的那种感受了。在经验和知识的帮助下，他们会重新认识这些玩具和事件对自己的意义。此时，原来那种对他们来说具有伤害的意义已不存在，从而得到了一定程度上的心理疗愈。

在形成图形的过程中，人们选择更多的玩具，就把过去经历过的更多事件连接在了一起。事件与事件连接的过程中，也把其因情绪影响对这些事件的态度表达了出来。同理，人们在当下对经历过的事件的排列组合也不是原来发生事件时那种对事件及其相关元素的感受和认知，而是在经验和技巧支持下，重新审视、安排曾经发生过的事件及相关元素对自己的影响和意义。他们会根据此时此刻的需要创造性地对这些事件进行调整和安排。当这一切实现的时候，他们一方面获得了满足，一方面解决了自我内在矛盾的冲突。

以前面两个步骤为基础，来访者已经自我解决了部分内心世界的冲突，但一些还没有被自己所觉察的更深层次的冲突，就以焦点的形式引起了治疗师与来访者的关注。在沙盘治疗工作中，治疗师与来访者讨论焦点问题的过程就是运用沙盘技术为来访者高效且具有针对性解决内心世界冲突的过程。治疗师会催化、启动来访者的觉察，通过与现实常态的对比，令其认识并确认这些冲突，然后围绕焦点进行深度的催化讨论和探索，最后让来访者运用超越技术、两极整合、视像化等特有的沙盘治疗技术找到解决内在冲突的方法。

讨论结束后，包括保留沙盘议题和场景，在感觉后像和角色保持的状态下，治疗并没有结束，而是前面的工作内容会继续保持下来，对来访者后面的觉察和生活体验继续起着作用。一次沙盘治疗只是启动来访者自我觉察、自我整合的开始，其治疗作用会持续很长时间。

三、应用于个体的成长

沙盘治疗不仅能够应用于心理诊断和心理治疗，还对个体的成长有很好的作用，不仅适应于有心理问题、精神问题的人，还适用于正常人。所谓个人的成长就是在生命过程、社会化过程中，个体不断觉察、调整自己的状态，纠正自己思维和行为上的偏差，向更适合自己个性特征的方向发展以及更适应于社会存在。不断消除个人内在冲突、人际冲突、人与社会的冲突等，使自己与自己、自己与社会更和谐。而要实现自己的成长，首先要觉察自己、认识自己、认识社会、认识自己跟社会的差异。沙盘治疗对人的成长的作用，可以简单地从以下几个方面进行分析。

在个体沙盘中，无论有没有治疗师参与，来访者都会觉察到自己内在的冲突。觉察到问题，就会主动寻找解决问题的方法，这就为个人成长提供了依据和动力。利用沙盘特有的超越技术、两级整合技术、视像化技术等解决自己的内在冲突，这本身就是成长。

团体沙盘中，在模拟的社会化场景中，深刻感受人际关系的模式，从他人的角度觉察自己内在和人际模式的社会认同，从自身的角度觉察某种人际模式给自己带来的感受，从团体的角度感受觉察某种人际模式的社会认同，从更深层次觉察自己在人际互动中的模式特征，对不良的人际关系模式进行修复，这更是一种成长。

通过沙盘体验能够释放个体内在的心理压力，解决内心世界的矛盾冲突，这样会使自己的情绪管理和现实应对能力提升到一个新的高度。在这种体验之后，会在获益效应的激励下建立起一种新的应对现实问题的模式。

沙盘治疗还可以应用于个体的自我认知和潜能开发。现实中，一个人要清楚地认识自己，搞清自己的个性特征和人际关系模式的社会接纳度等是非常困难的。因为自己的行为模式、思维模式、人际关系的模式，一旦形成一种固定的状态，不仅非常难以改变，也很难被自己清楚地觉察到——这就是“当局者迷”。而心理沙盘治疗的主要作用就是“发现及处理内在及人际议题”。通过沙盘过程和沙盘构图的呈现，会探索到来访者内在世界的冲突和人际关系的问题，并加以解决。在解决问题的过程中，来访者首先觉察到自己的内心世界和人际关系的状态，能够更清楚地认识自己。应该说，有些内在特征和人际关系模式是不需要改变的，无论改变与否，来访者通过沙盘都会对自己的内在和人际产生更清晰、更真实的认识。有了这个前提，他们就可以根据这些信息识别和探索自己在学习、职业生涯等方面具备哪些优势、哪些劣势，从而找到更准确、更合适的人生和职业方向以及实现的途径。在心理沙盘实践中，有的机构就利用沙盘能够真实、准确呈现个性特征和人际关系模式的原理，帮助个体正确认识自己的个性特征和发展潜力，确定职业的方向，制定合理的职业生涯规划。

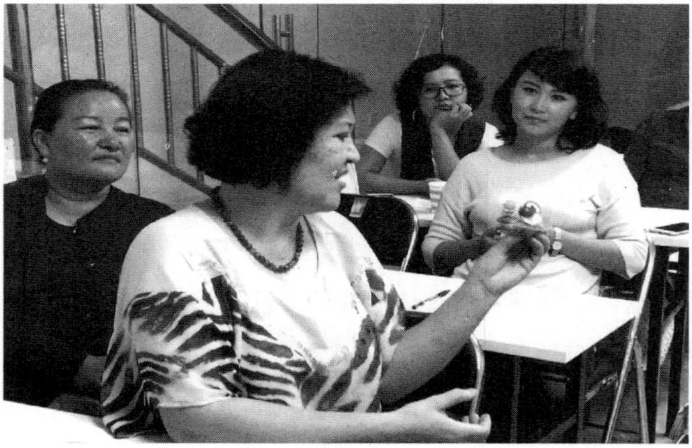

图 4-1　沙盘投射体验现场

沙盘治疗不仅能够应用于个体的自我觉察、成长和心理问题的疗愈，还可以应用于团体活动，特别是团队的建设。

这一点主要是针对团体沙盘的实践应用而言的。在团体沙盘中，每一个团体成员都作为一面镜子存在。成员之间会从彼此的言语和行为中觉察体验自己的感受、情绪和态度。团体互动中，参与者对这些感受、情绪和态度进行评价、评估，建立一种对自己、对他人的人际关系的新的评价标准，从而主动按照新的标准改变和调整自己的人际关系模式和状态。成员们会学习彼此的语言表达、沟通经验，以及待人接物的态度、解决问题的方法经验等，还会受到其他成员认知和观念的启发等。在多次团体沙盘互动活动中，成员之间逐步加深对自己、对他人内心世界的认识，在接纳和被接纳、认同和被认同的过程中加深彼此的心灵沟通和关系的亲密程度，消除成员之间的冲突，达到和谐状态，这就实现了团队凝聚力的增强。目前，团体沙盘广泛应用于人力资源管理中。特别是运用心理沙盘对个体个性特征、人际关系模式的呈现，来确定某些岗位所需要的特定人选，合理地根据每个人的个性和人际关系特征，安排其在合适的岗位上工作。把团体沙盘活动用于人力资源管理，工作流程与普通的团体沙盘没有太大区别。团体成员从选择和使用玩具到彼此构图配合，再到人际沟通、人际表达的语言和行为方式；从表达自己的观点、接纳别人的意见以及对焦点问题的态度；从对主题的确认，以及自身在形成主题中的作用等，这一切过程无不充分展现着每个成员的鲜明个性。主动性人格、被动性人格、领导才能等都得到了充分的展现。而这一切正是人才选拔、岗位设置对员工个性特征的要求所必须获取的重要信息。由于在团体沙盘活动中，人的个性特征能够得到充分的展现，因而获取的信息比现实生活中对人的考察和量表测算更真实、更准确。

沙盘治疗应用于团队建设，常用的方法是把个体沙盘与团体沙盘结合起来。通过个体沙盘，让团体成员充分进行自我觉察、个性特征的呈现并进行自我心理状态的调整和疗愈，在此基础上导入团体沙盘，进行团队的整合。

团体沙盘活动中，成员通过团队行为制作沙盘，语言沟通，对焦点问题进行讨论，将各自的个性特征进一步展现，人际关系模式也得到充分的呈现。通过疗效因子的作用，成员在沙盘过程中相互认同、相互接纳、相互学习、相互帮助，进而形成共同的认知和行为，由接纳自己、接纳别人、认同个别成员到认同团体，形成有凝聚力的团队。团体沙盘过程中，高度模仿家庭环境和社会环境，以生活化的状态启动成员间的互动，使成员的内在世界和人际模式得以真实呈现。在团体活动中被改变的个人内在和人际模式以及形成的团队意识，也能够移植到现实生活中，成为一种新的相对固定的模式，以此较好地实现团队建设的目标。

第五章　从定义全面理解沙盘治疗的内涵

本书关于综合取向沙盘治疗的定义是参照由陈信昭、陈碧玲、曾正奇、谢秋雯等翻译，中国台湾地区心理出版社出版的《沙盘治疗实务手册》中的定义。这是近几年来笔者读到的有关心理学译本中对心理学概念理解、表达最精确的定义，认真领会此定义，对指导沙盘治疗实践具有非常重要的意义。

沙盘治疗是一种表达性及投射性的心理治疗方法，透过运用特殊的沙盘媒材作为非口语媒介，来发现及处理内在及人际议题，过程是由个案所带领，并由一位受过训练的治疗师所促进。

以上共计 76 个字的定义，微言大义，内涵丰富，高度浓缩了综合取向心理沙盘治疗的疗愈呈现原理（表达性及投射性）、性质（心理治疗）、运作方法（运用特殊的沙盘媒材作为非口语媒介）、沙盘治疗的作用和内容（发现和处理内在及人际议题）、遵循的原则（由个案所带领）、工作设置以及对治疗师的要求（一位受过训练的治疗师）、治疗师的作用（促进）等内容，非常全面。

一、表达

沙盘治疗是一种怎样的心理方法呢？它是一种“表达性”及“投射性”的心理治疗方法。先来理解何为“表达”。

1. 表

《说文解字》中，“表”是一个会意字，从衣、从毛。“毛”又兼做声符。小篆字形的“衣”字中间有一“毛”：。那么，“表”指的就是人穿的上衣外边的那一面。裘是毛皮衣服，有毛的一面穿在外面。所以，表指的是上衣的外面。

外衣，由“毛”“衣”会意。这样的穿衣方法最早是为了舒适。“表”跟“里”是相对的，有毛的一面比较粗糙，穿着不舒服。而动物皮的里子经过处理比较柔软，穿在里边更舒服。后来，“表”便引申为穿在外边的衣服。随着生产力的发展和人们审美的需要，人们的穿衣不仅为了满足保暖和舒服的生理需要，滋生了更高的欲望，对皮毛的质量和花纹等有了要求。这样，“表”的意义发生了变化和延伸，穿裘衣者希望外人看到其所穿之物是稀有的、贵重的、漂亮的，以此赢得人们的敬畏，获得某种程度的心理满足。从这个意义上讲，“表”能够让别人通过上衣的投射看到其内在的心理需要。《战国策·赵策一》中有“嗟乎，士为知己者死，女为悦己者容”。女为悦己者容，是说女子为喜欢自己的人而打扮；换言之，女子打扮是为了欣赏自己的人而做的，为了让他们对自己有好的感觉，更喜欢自己。她们会将自己的心理需要通过外表的展示让对方看到、读懂。这就是“表”的意思，即一种复杂微妙的心理现象。她们的想法不是通过语言说出来，而是通过“容”来“表”、来传递。这种方式承载了海量的信息，并且有一种只可意会、不可言传的感觉。这就是传统文化和汉语艺术的博大精深和奇妙。

对穿衣者来说，“表”是一种心理需求的外在表示，一种外显的行为。这种表示只有被观察者看到，并且给予符合心理预期的回应，穿衣者的心理需求才能得到满足。那么要实现这样一个心理过程，不仅要“表”，还要“达”。

从心理沙盘原理的角度看，“表”就是通过沙盘投射呈现出来的来访者内心世界的需要，也即其内心世界的外显。

2. 达

达，从辵（chuò），羍声。“辵”始见于篆文，上面的“彳”是道路，下面的“止”指人的左脚掌，引申为行走。所以，“辵”的本义即人在路上行走。

达，“行不相遇也”——《说文》如是道。“相”的本义是仔细观察树木，“遇”的本义是相逢。“相遇”的意思是在空旷的道路上行走，遇不到人，表明道路畅通。在心理沙盘治疗中指的是来访者通过沙盘媒材表现的内心世界的需要能够畅通无阻地到达治疗师这里，并且被其看到、理解并懂得。

现代社会，“表达”作为一个词语使用，指的是个体根据自己的需要，将思维所得的成果用语音、语调、表情、行为等方式反映出来的一系列过程。表达以交际、传播为目的，以物、事、情、理为内容，以语言和动作、表情为工具，以听者、读者、观者为接收对象。此处我们讨论的内容是心理治疗，因此可以先了解一下何为表达性治疗。常见的舞动疗法、绘画治疗、音乐治疗等都是表达性治疗。表达是人类与生俱来的一种能力，是充分运用人的本能，发挥人的主观能动性，以创作的方式展现人类最原始、最本能、最直接的情感和自身最基本的需要。在漫漫的历史长河中，人类掌握口语只是很简短的一个时间；在更漫长的时间里，人类基本是用肢体语言来表达需要、交流信息的。随着人类社会的发展和文明的进步，人类越来越充分、广泛地使用语言，并可以精准地表达自己的心理需要、进行信息交流。但是，口语有一个特点，它源自人的感觉，源自人们对世界的认知，并将这种认知通过编码的形式进行传达交流。因此，人类使用的语言是一种逻辑思维。语言对于人类的表达具有很大的局限性。

沙盘治疗属于一种非口语的表达形式。比如我们观看演员表演的时候，除了聆听他们的语言内容，还要观察他们的动作和表情的变化，有时候甚至更注重这些表情、动作的表达，而将语言的表达放到了次要的位置。特别是当审美进入戏剧化体验之际，这种感觉更为明显。我们的心情会随着演员的动作、情绪、表情的变化而变化，进入一种忘我的体验。我们说一个演员演得好，主要指的是他在表现动作、表情、语言时的水平很高。在与他人进行情感交流的时候，我们往往会通过一些动作，如拥抱、握手等来表达自己的感情，还会通过微笑、皱眉等表情体现自己的情感和态度。这些行为甚至比语言真实、丰富、更能强烈地表达自身的心理需要并引起别人的共鸣。这就是为何朋友之间进行交流的时候，特别是进入动情情景之际，我们会特别注意对方的表情、动作，而不太注意他的语言。

平时人们出现情绪时，无论是正性情绪抑或负性情绪，常常会通过语言跟别人表达自己的感受，还会配以适当的动作、表情，然后情绪会较快地得到缓解。

沙盘治疗法作为一种非口语表达形式，能够更真实、更丰富、更强烈地表达人类本能的需要。它不仅能把思维方面的需求表达出来，还能把思维所不能控制甚至觉察不到的身体记忆的本能需求表达出来。身体记忆是不经过思维，也不会产生遗忘的一种记忆，因而一旦形成心理问题就很难被疗愈。沙盘治疗则能激活这种记忆。一旦来访者通过沙盘元素把自己的需要表达出来，积压储存的情绪也会得到释放，进而产生疗愈作用。

中国传统医学中就有一种治疗方法叫作“表”。当人体抵抗力下降时，就会受到风寒或风热之邪的侵袭，出现感冒的症状，如寒毒、热毒等。此时通过发汗或解表药将恶寒、热邪等“表”出来，感冒就得以疗愈。通过沙盘把内心世界的需要和情绪“表”出来，实现心理问题的解决，就跟中医原理是一样的。

“表达”一词用在心理沙盘工作中，即指借助沙盘这种工具将来访者内心的需要进行展示并反映出来，且能够被治疗师看到。不仅被看到，还有回应，并且此回应符合表达者的期待。认真领悟“表达”一词便不难发现，它巧妙地将心理沙盘工作的方法和基本设置暗示出来了：沟通互动中，来访者通过外在展示使治疗师看到、读懂其内心需要，而且这种信息的交换是畅通无阻的。达到这种状态和程度，某种意义上就达到了心理咨询的倾听、接纳、共情、宣泄等作用和效果。让来访者有表达的机会，就是一种心理的治疗。表达的过程就是心理治疗的过程。所以在沙盘应用中，多数情况下，治疗师并未对来访者实施多少心理干预，只是“做”了沙盘，就能产生很好的疗愈效果。

二、投射

何为投射？投，见于甲骨文；会意，从手，从殳。殳是古代的一种兵器。手和殳合起来表示手拿兵器投掷，形态是对着目标扔东西。射是箭在弦上刚刚要对着目标发射出去的那种带着动能和方向的状态。

作为心理学名词，不同理论学派对这些术语有各自的表述。精神分析理论的解释是：个体依据自己的需要，情绪的主观指向将自己的特征转移到他人身上的现象。

投射作用的实质是个体将自己身上所存在的心理行为特征推测成在他人身上也同样地存在。我们常说的“以小人之心，度君子之腹”反映的就是投射的原理。关于投射还有一个搞笑的段子：开夏利车的老王被一辆大奔超车，大奔司机冲他喊，“兄弟，开过大奔吗？”老王很愤怒，踩足了油门超了过去。过一会儿又被大奔超车，同样被喊“兄弟，开过大奔吗”。老王更生气了，又踩足油门超了过去。过一会儿又被大奔超车，同样被喊“兄弟，开过大奔吗”。话音未落，大奔撞到路边的树上。老王停下车幸灾乐祸地走过去，只见大奔司机从车里爬出来，奄奄一息地说道："兄弟，开过大奔吗？我就问一下，刹车在哪里？"在过去的经历中，老王可能没少被嘲讽，体验过大量的羞耻感。对于类似事件，他已经形成敏感性的固定反应模式。于是当他听到"开过大奔吗"，第一反应是对方在嘲讽他，便将一个嘲讽者的角色投射给了大奔司机。

面对同样的事物，每个人会有不同的态度，做出不同的反应。因为每个人的投射不同。

投射是日常生活中非常普遍的现象。每个人的所思所想以及内心需要和感觉、感受无法被别人直接看到，却可以通过言语、行为有意无意地流露出来，被别人接收并理解。这个过程就是投射在起作用。

老师讲课的时候用投影机播放课件就是一种直观的投射，我们可以借助这种形式来解释一下心理的投射。当我们看到屏幕上显示的课件内容，就是一种投射，是投影机的投射；而投影机是电脑的投射，电脑又是储存器的投射。这样追溯下去，我们看到屏幕上的内容最终是编写课件的老师的投射。假如看到屏幕上的课件内容出现了错误，要修改的话，只能通过编写课件的老师修改才能从根本上解决问题。

如果我们把看到的屏幕比作一个人，把有错误内容的屏幕当作有异常心理现象的人。那么我们无法直接在屏幕上修正错误，也不能从直观层面解决人的心理问题。因为我们看到的心理问题的表现就像屏幕上的错误内容一样，这只是表面现象。要想解决问题、改正错误，必须一步步溯源，找到问题的症结。讨论屏幕上呈现的错误，就相当于我们在意识层面来讨论心理问题，只能讨论现象，而很难催化来访者的觉察，找到其心理问题的成因。有经验的心理师不会被表面现象所迷惑，会步步深入探索，找到现象背后的本质。如此层层深挖下去，寻根溯源，从而从根本上解决问题。如果在某个中间点上就止步，虽也可能有成效，但并不能从根本上解决问题。沙盘工作过程中呈现的来访者的焦点问题，就是心理问题的现象。我们可以透过这些现象一步步探索这些现象的成因，最后找到问题的根源。

现实生活中，无论是人际沟通表达，抑或行为方式，每个人的表达形式都不同。经历过某些事件刺激的人会对此类事件反应特别敏感。表达的方式反映了他们的投射方式，我们从这些投射方式上可以窥见其内心世界的行为模式。

沙盘过程是借助沙盘媒材表达、投射的过程。沙盘呈现出制作者心理世界的需要。同样，沙盘呈现的心理现象一般也不是直接的投射，而是经过焦点对应焦点的方式，让我们从表象看到实质，找到心理问题的症结。这个过程跟精神分析对梦的解析很相似。对梦的解析并不是对梦的表面内容做解释，而是探查梦中所隐藏的思想内容。具体分为显梦和隐梦：显梦是指说出来的未经分析的梦，而隐梦是指其背后隐含的意义，由分析联想得到的信息。梦也经过了很多的转折和变形。沙盘的焦点呈现也像梦的表现一样复杂。沙盘中，你能够看到的呈现是隐藏了好多转折的投射。关于这种现象，本书会在后面讨论沙盘治疗原理时，以“隐喻”为题进行讨论。

我们看到的沙盘焦点，不仅投射方式不同，表达的需要也不同。比如笔者有这样一个督导案例：某来访者做的沙盘上面有很多小汽车。催化她的觉察时，她想到小时候自己的一辆玩具汽车被弟弟夺走了。当时她很伤心。而心理治疗师的投射却是来访者对财富的占有欲。这是两个人的不同经历，不同内心世界需要造成的投射的不同。

沙盘治疗中，我们通过分析来访者不同的投射方式来探索其内心世界需要的特殊表达方法，从其个性特征上找到他们产生心理问题的根本原因。从这个意义上讲，投射有心理诊断的意义。

心理学上的投射，已经加进了个体的性格特征和个人的经验、情绪、情感等。这与沙盘原理中的直接投射是不同的。识别出这种不同，具有特别的意义。我们在探索来访者沙盘的投射时，要尽可能排除自身的经验、情绪、情感等干扰，把理解来访者的投射作为工作目标。其实践意义还表现在：如果不关注、理解来访者的投射，那么治疗师对沙盘的解读只能是自己的投射，与来访者无关。

研究投射的过程，特别有意思的是能够让我们领悟到心理咨询的方法和过程——从来访者的当下现象，步步寻找到产生问题的原因。

心理沙盘治疗中，通过投射的过程能够让我们通过沙盘表面的呈现层层探索到来访者内心深处的诸多焦点问题，探索到形成这些问题的症结。从这个意义上讲，沙盘投射既有释放心理压力的治疗作用，更有让治疗师透过现象探索本质的心理诊断作用。

三、心理治疗

心理治疗与心理咨询这两个概念存在很大的差异。就工作对象而言，心理咨询面对的是正常人、健康的人；就工作内容而言，一般停留在情绪层面，解决的是现实问题造成的困惑或矛盾、纠结等。同时，心理咨询面对的症状一般持续时间比较短，需要做心理干预的时间也比较短，症状的出现具有一定的偶然性，比如说遇到某个特殊事件刺激会产生心理问题，而一般情况下其他刺激不会产生心理问题。对工作者的身份要求方面，一般的心理咨询师或社会工作者都能胜任。一般是利用心理学原理，帮助来访者启动觉察发现问题，调动自身的力量找到解决问题的方法。此外，心理咨询不需要药物治疗的配合。而心理治疗面对的是心理疾病患者。工作内容要深入到人格层面，治疗时间比较长。由于源自人格层面，所以症状持续的时间比较长，甚至一直存在。患者出现心理疾病有其必然性，是人格特征所致。即使不遇到某个刺激事件，也会在另一个事件刺激中形成心理症状。此外，从事心理治疗的专业人员需要具有行医资格。

本书研究的综合取向的沙盘治疗是一种心理治疗方法。运用沙盘和相关的技术手段能够达到心理治疗的目的。此处强调的不是“心理咨询”，而是“心理治疗”，这是沙盘治疗值得注意的重要方面。前文刚刚讨论过，通常情况下，只有具备专业资质的人员才能从事心理治疗工作。同时，心理治疗一般还要结合药物治疗，才能达到预期的效果。也就是说，从事心理治疗的人员不仅要具备心理学专业知识，还要具备医师资格，要有处方权。否则是不能从事此项工作的。但是，心理沙盘治疗作为一种特殊的心理学技术和方法，却能架设在心理咨询和心理治疗之间，担当心理治疗的重任。运用沙盘治疗技术进行心理干预的时候，并不需要借助药物治疗，而是通过沙盘治疗技术本身发挥作用。当然，使用这种技术和方法的人，也不需要具备医师资质。较之其他心理学技术和方法，这一重要特点使沙盘治疗技术有了更多的服务对象和更宽泛的应用领域。

从原理上讲，沙盘治疗更多侧重于心理治疗。但在实践中，其作为一种心理咨询方法，也是简单有效的。具体应用中，我们一般根据使用沙盘技术的进程、步骤来判断掌握其是应用在心理咨询层面抑或心理治疗层面。如果不在寻找焦点问题上进行干预和催化，而仅运用于制作、描述、概括的阶段，就达到了心理咨询的目的。

四、方法

“方法”的含义比较广泛，一般是指为获得某种东西或达到某种目的而采取的手段与行为方式。心理沙盘治疗中，这种手段和方法就是为了发现和解决来访者心理问题而运用沙盘这一载体和技术实施的一系列沙盘工作过程。

五、透过运用特殊的沙盘媒材作为非口语媒介

“沙盘媒材”指的是沙盘工作中的沙盘元素，一般包括与沙盘工作相关的所有因素，如沙盘治疗的环境、沙盘器材、沙盘治疗师和来访者

以及这些因素催生出来的所有关系因素。环境因素又包括沙盘治疗室的空间、房间布置及装饰、空气味道、温度等能够对来访者和治疗师的工作产生影响的所有因素。同时，还有在沙盘工作中来访者和沙盘治疗师各自及相互与沙盘元素建立关系以后产生的一些思维活动、情绪、态度、行为等。这些在特定的沙盘工作中催化出来的非物质存在，都是沙盘元素的内容。但这里所说的沙盘媒材，主要是指沙盘、沙子和玩具，即心理沙盘“三元素”。

“沙盘媒材”前为何加上“特殊”二字？这里也有深刻的内涵和寓意。有时，心理沙盘工作也被称为“沙盘世界工作”。这个“世界”是指心灵世界，同时，它又通过沙盘元素跟现实有了连接，所以说它是一个特殊的世界。在这个特殊世界里，一切沙盘元素都具有特殊的意义。

沙盘媒材的特殊性表现有三：第一，作为沙子、沙盘、玩具本质属性的物件模型，一旦应用于心理沙盘世界，就不再是沙子、沙盘、玩具，而是现实世界里相对应的真实物存在。比如老虎的模型就是一只真实的、有生命的老虎。沙子已经不是现实意义的沙子，可能是来访者过去或现在生活中融合了特别意义的一种意境。沙盘不再是木制盘子，而是一个特殊世界的边界等。这种现象叫“此物非此物，乃实物”。第二,一个物件可以承载两个或更多物件的意义。比如一棵树的模型，可以被赋予一行树、一片树林、整个森林的意义；一个梯子的模型，还可以被视为桥、栅栏等，也可以被来访者以拟人的方式，把物当作人或把人当作物使用。这种现象叫作“此物亦他物，可替代”。第三，同一个物件会根据使用者的心理需要赋予其不同的意义。比如同一把刀，对一些来访者意味着自卫防御的武器，对另一些来访者可能就是杀人的凶器，还有人可能会把它看作是一种暴力的象征，等等。这种现象叫作“物是人非看需要”。

1. 沙盘

现实生活中，沙盘就是用某种材料制成的盘子，用来盛装物质性的东西。但在心理沙盘世界，它是盛装对来访者和治疗师都具有特殊意义物件的容器，这些物件都蕴藏着来访者的情感、经历，是某些事件和情结的缩影。可见，它不仅盛装物质，还盛装精神。抑或说，它是盛装物质和精神的容器。同时，沙盘的边框又是一个界限，通过这个界限把现实世界和来访者的精神世界隔离开，把当下与过去和未来隔离开。在这个封闭的世界里，来访者可以自由创造属于自己的世界。

2. 沙子

一旦被应用到心理沙盘中，沙子就不再是现实意义中普通的矿物质。它可以是地球、是大地、是河流、是高山、是海洋、是宝藏、是心灵的天空、是整个宇宙，完全根据来访者的需要赋予它特殊的意义。

3. 玩具

心理沙盘选用的玩具都是现实世界中的物质存在或人们精神需求存在的缩影，都有其相对稳定的存在意义。心理沙盘治疗中，这些玩具内涵和外延的意义会被无限扩大或缩小，甚至被赋予完全不相干的意义。

4. 媒介

媒介，指凡是能使人与人、人与事物或事物与事物之间产生联系或发生关系的物质。这是从西方语言中翻译过来的词义。英语中的“媒介”media是medium的复数形式，大约出现于19世纪末20世纪初，其义是指使事物之间发生关系的介质或工具，名词属性。《说文解字》曰：媒，从女某声，形声字。本义是婚姻介绍人。《周礼·媒氏注》中的“媒”，即谋合异类使和成者。“介”字的本意是从八、从人，人各有介。甲骨文中的“介”是“人”字的四周有四个点，造字本义为裹在士卒身上的护革，引申为介入男女两者之间干预其事，是一种行为状态。汉语中，“媒介”作为一个词语使用时，就有了动词的作用，是正在进行的一种状态。在心理沙盘活动中，媒介的意思不仅指一种载体、介质，而且是一种具有动感特性的行为状态，即通过介质启动玩具和人的连接的运动状态。

5. 非口语

特别强调，这里的“非口语”不是“非语言”。口语是语言的重要组成部分，此外还有肢体语言、表情语言等。语言比口语的范畴要大得多。这里说的“非口语”是指沙盘媒材作为一种特殊语言替代了口语的表达，玩具、动作、表情、做成的图形，这些都是沙盘的语言。

沙盘治疗中，内心世界需要的表达投射是避开口语语言的。口语语言是正常成年人表达情感、交流信息的重要工具和手段。但对儿童来说，熟练使用口语准确表达就有一定困难。他们对这种工具的使用经验还不够丰富。即使成年人使用口语表达，也会有很多缺陷。比如他是否愿意如实表达；能不能够熟练使用口语表达出真实想法；即使能够表达，听者是不是真的愿意听、能不能准确接收对方的信息；还有的人碍于心理防御，会过度使用口语，等等。沙盘治疗中，通过玩具、沙盘构图及沙盘过程中的无意识动作、表情及语言表达，能够真实反映出来访者内心的真实需要。更为重要的是，个体产生的一些重要的、深层次心理创伤、情结等，是发生在语义记忆之前的记忆。在该时间段，他所经历的事件的刺激信息，由于还没有学会使用语言编码，是没办法用语言编码跟这些因素做连接的，只能通过图像、场景因素激活这些事件和情结。所以在沙盘治疗中，用非口语的方式就能够巧妙回避语言使用中的漏洞和缺陷，较好地完成来访者内心世界需要的投射和表达。同时，语言属于逻辑思维范畴，表达时需要进行联想、思考和推理等，而图像是形象思维，这样就能避开逻辑思维的约束，在放松愉悦的状态下体验和探索、处理自身曾经经历过的事件形成的创伤或情结。

六、发现及处理内在及人际议题

1. 发现和处理

汉语词典中，“发现”是指经过研究、探索等看到或找到前人没有看到的事物或规律，是人类对自我内在、具体性的自然及其整体的认识或再创造。

沙盘治疗中，经过治疗师的催化，来访者觉察探索到自己以前没有觉察到的心理问题的表现以及产生心理问题的原因，这就是发现。沙盘治疗的主要功能和作用是心理治疗。若想解决问题，首先要发现问题、找到问题。这里的“发现”就是通过沙盘的呈现，能够觉察到来访者相关联的心理问题是一种什么状态。实质上来讲，“发现”就是心理诊断，“处理”就是对“发现”诊断的心理问题进行处理和解决，即心理治疗。

后文会讲到使用沙盘进行心理治疗的时候，要运用多种沙盘治疗特有的技术，比如隔离阻断技术、超越技术、聚焦放大技术、两极整合技术、视像化技术等。前文提到表达本身就是一种治疗。从过程上来讲，选择玩具对于心理缺失的补偿、讨论焦点问题对于成长过程的探索、运用技术对问题的解决，甚至保留沙盘场景和议题的持续效果，都是治疗。可以说，整个沙盘工作过程都是在进行治疗，包括催化觉察问题所进行的心理沙盘诊断也是一种治疗方式。

2. 内在和人际议题

发现和处理什么？就是“内在和人际议题”。“议题”的意思是“待议之题”，即有待探索、研究、讨论、解决的问题。

“内在”其实就是每个人所特有的个性心理特征。由于人生经历、生活成长环境的不同，每个人经历的事件都不一样，受到的各种刺激形成的对事件刺激的反应、应对方法都不同。一个人外显的行为受内在个性特征所驱动，从外显的行为可以窥探其内部的个性特征，也即“内在”。每个人的内在都有丰富的内容，从形成的顺序和时间上，可分为记忆以前的情结、记忆情结和欲望三个层面。

记忆前情结是指个体在没有学会使用语言编码之前经历的事情、受到的刺激形成的情结。一般是3~5岁之前经历和受到的刺激形成的情结。

由于人在该时期还不会使用语言编码识记发生过的事情和情绪体验，那么这些事件的刺激形成的情结永远不能够用语言再现并描绘出来，也就是不能被回忆起来。所以，这一部分经历和记忆是隐藏最深、最不容易被挖掘出来的一部分记忆。但这部分记忆对人的影响又是重大的。三四岁之前经历过的事情，成为形成个体个性心理特征的主要组成部分。因为不能被回忆、释放不出来，它就成为个体很难改变的个性特征。这部分内容也是形成个体早年心理问题或精神问题的基础，成年后出现的许多心理问题其实在记事之前的这个时段的经历中已埋下了隐患的种子。因为不能被回忆起来，所以很难得到心理干预治疗和心理治疗师的帮助。

但是沙盘的特殊原理却能使来访者在制作沙盘、选择玩具、形成沙盘图形的时候，通过图像激活图像，同时把与图像叠加在一起的情绪得到呈现和释放，从而达到疗愈的目的。

内在的第二个层面是“记忆情结”，就是有了语义记忆能力后经历的事件刺激形成的情结。现实生活中经历的许多突发应激事件，如自然灾害、车祸、疾病等造成的亲人丧失，遭受暴力、失恋等身体或情感的伤害，这些都会形成记忆情结。记忆情结不仅能够深刻记住所受到的刺激以及相应的情绪体验，还能用语言多次回忆，同时伴随着再次的情绪体验。这部分内容一般都能直接回忆起来并用语言描述出来。还有一部分内容通过联想才能回忆起来，比如“一朝被蛇咬，十年怕井绳”。以上这两部分内容都可以找到当下的心理现象与原来的事件链接，心理治疗师和心理咨询师都能对应进行心理干预。但还会有一部分内容会被永久遗忘，进入记忆前的情结中。

内在的第三个层面就是人类的欲望，即能够明确意识到的、一时得不到满足的生理需求或心理需求。比如“我想有处房子，面朝大海，春暖花开”。

通过心理沙盘的工作，这三个层面的情结都会慢慢呈现出来，为心理沙盘诊断、治疗提供依据和目标。也可以这样说，沙盘所呈现的所有信息都包含在这三个层面之中。

3. 人际

若不与别人发生互动，或自身不通过外显的言语、行为表达投射出来的话，别人是看不到我们的内在的。每个人跟他人互动的方式又不同，这些表现的方式就是人际。我们研究的人际关系问题就是“人际议题”，主要是个人的表现方式和人际互动的方式、方法以及模式。每个人的人际互动模式都不一样，有的人对人热情，有的人对人冷漠，有的人的表达很直率，有的人的表现很含蓄，这就是人际模式的不同。现实生活中，由于人的社会化需要，如安全需要、功利需要等，在人际互动、人际交往中，好多人会因种种原因不能把自己真实的需要和情感、态度表达出来，常常采用一种委婉、压抑的方式，甚至戴着面具把一个不真实的自己呈现出来，很难让别人认识到真正的自己。虽然这是对自己的一种保护，但最终会给自己的人际关系带来一些障碍。我们常说，认识一个人，想了解他的内在非常难，就是这些因素造成的。即使两个人有真诚交流的愿望，有时也会因为人际沟通的复杂性而导致人际障碍的产生。即我们常说的“两个人的沟通，实际上是六个人的沟通”：你认为的他，他自己认为的他，真实的他；他眼中的你，你眼中的你，真实的你。我们对人的了解，要努力从“我认为的他”“他认为的我”达到“真实的我”“真实的他”。可现实生活中，我们往往习惯把“我认为的他”当作“真实的他”，因而产生误会、误解和认识的偏差。

许多人的心理问题很大程度就出现在人际关系方面。这些人际模式的防御现象，在沙盘过程中却能够得到较好的呈现和解决。在心理沙盘治疗中，治疗的原理是通过人与沙盘元素建立关系，而不是直接表达人际关系，因而能突破内在和人际模式的一些障碍，让沙盘制作者、参与者能够无意识地通过沙盘、沙子、玩具这些元素投射和表达出来。

4. 过程是由个案所带领，并由一位受过训练的治疗师所促进

借助沙盘媒材表达和投射、发现和处理内在及人际议题，这一系列工作就是沙盘过程。沙盘过程的工作中，要由个案所带领。“个案”就是来访者，即做沙盘的人。“个案所带领”就是在整个沙盘治疗过程中，治疗师是在来访者的后边或者一侧工作，工作的内容、思路、方法和原则是以来访者和其所呈现的问题为中心。一切的提问、讨论、觉察、推进、催化，都是围绕来访者及呈现的问题展开，而不能以治疗师主观的想象控制局面、带领沙盘、推进工作。否则，来访者就成了被控制者，治疗师则成了控制者。这样的沙盘治疗工作都是围绕治疗师自己的想法展开的，讨论和解决的也是治疗师自己的问题，而不是来访者的问题。如此便违背了沙盘治疗的基本原理。

沙盘治疗的定义特别强调沙盘过程是由个案所带领，这是一个重大的原则性问题！那么治疗师的作用是什么呢？应该是一种“促进”作用，其角色就是一个“促进者”。有一点类似于化学实验中的催化剂作用。催化剂的定义是这样说的：在化学反应中，能够改变化学反应的速率，而自身质量和化学性质在反应前后都没有变化的物质叫催化剂。如果没有催化剂，有些化学反应可能需要几个小时、几年甚至更久。一旦有了催化剂的参与，就会迅速完成反应过程。同样，在做沙盘的时候，若没有治疗师的催化作用，来访者可能无论如何都难以觉察到自己的问题。正是有赖治疗师起到的催化剂作用，来访者可以很快觉察到自身的问题，并且在治疗师的促进帮助下，凭借自己的力量找到解决问题的方法。其实不仅在沙盘治疗中，在所有心理治疗、心理咨询中，治疗师或咨询师都应该起到催化剂的作用。治疗师参与了沙盘工作，却不把自己的观念和情感强加给来访者，而是像一面镜子，催化来访者自我觉察。

“由一位受过训练的治疗师所促进”中的“受过训练”是对沙盘治疗师提出的基本任职要求。学习沙盘的理论、掌握沙盘治疗的实操技能，从理论到实践都是接受训练的过程。经过训练以后，才可以开展沙盘治疗工作。“训”的本意是用言语（贯通）使人心思如河流般顺畅流淌。“训”就是言传，讲理论。而“练”的本意是“再三提纯丝帛半成品，即逐道工序提纯丝帛半成品的过程”。“练”就是实践操作。“训练”就是理论和实践的结合。沙盘治疗之所以称之为一项技术和技能，就是因为它紧密连接着理论和实践。

“一位”在这里也有特别的含义。在如此严密的定义中，在“受过训练的治疗师所促进”之前加上“一位”这个限制词，当然颇有所指。实际上，这是对沙盘工作的设置要求。也就是说，进行沙盘治疗的时候，只能有一位治疗师与一位来访者进行互动，而不能有其他人加入。这既是心理沙盘工作原理的要求，也是心理咨询、心理治疗伦理道德和保密性原则的要求。当然，这里指的是个体沙盘。团体沙盘有另外的设置规则和操作方法。但在实际操作中，特别是未成年人在接受沙盘治疗时，往往会有家长提出在一旁陪伴和观摩的要求，这与沙盘治疗的原理和设置要求是相违背的。

通过以上讨论，可以进一步感到沙盘治疗的定义非常严密，微言大义，博大精深，值得细细研究、探讨。对此定义内涵的领悟、理解，直接影响到我们沙盘治疗工作的水平和效果。

第六章　沙盘治疗的基本原理

提到沙盘疗愈呈现原理，不妨从一个生活体验谈起。

想必很多人都有过思乡的经历和体验。有没有想过，我们离开家后为什么会想家？想家，想的又是什么？

实际上，想家是一种分离和缺失产生的情绪体验。在家的时候，我们跟家里的一些元素、场景、亲人形成了一种安全、温暖的链接和依恋，一旦离开，这种温暖、安全的依恋感就会有某种程度的弱化或丢失，进而就会萌生想家的情绪。那么想家想的究竟是什么？当然是曾经拥有的安全、温暖、愉悦、熟悉的环境和已经习惯的依恋。

在沙盘治疗培训课上做互动体验的时候，有的学员分享时说，刚上大学时，在一个全新的环境里不适应，常常想家。想家的时候，茶不思饭不想，睡不着觉，无精打采，有一种莫名其妙的牵挂堵在心口，焦虑、不安、恐惧、悲伤等多种情绪缠绕在心间，摆脱不了。此时，若能回家，即便什么都不做，只是跟家人待上一阵子再回到学校，那种痛苦的情绪体验就会大大缓解或者消失。还有的同学回不了家，就跟家人打电话倾诉想家的心情，家人会及时给予一些安慰，那么想家的情绪也会得到一定程度的缓解。

来访者在做沙盘的时候，选择寻找玩具的过程跟想家的情形非常相像。他们主动选择并找到一些玩具，本身就能获得满足或者缓解一些焦虑、释放一些压力。选定玩具就像想家时回到家一样。如果说想家是一种心理症状的话，那么通过回家，重新跟原来熟悉、习惯的环境做连接，这些心理症状就得到疗愈了。在沙盘治疗中，尽管来访者可能并不知道自己需要的是什么，但通过选到需要的玩具并进行体验，就能与经历过的事件做连接，进而各种情绪就有可能得以缓解和消失。

以上体验只是沙盘治疗呈现疗愈原理中最简单、最直观的一个侧面。关于该原理，我们还可以从多个方面、多个维度进行探讨和研究。综合取向的沙盘治疗吸取了各学派之智慧，力图用最通俗、最简单的方式让读者明白沙盘治疗的呈现疗愈原理。

一、身体记忆和身体语言

身体记忆功能是一种客观存在，完全可以用科学的原理给予解释。

17 世纪法国著名哲学家、数学家笛卡尔发现了机体对环境刺激具有规律性的应答反应。例如机械刺激眼角膜可以规律性地引起眨眼睛；手碰到热的东西会自然缩回，等等。因而，他提出了刺激反应学说，为生理学的发现做出了一定的贡献。

俄国生理学家、心理学家伊凡·彼特诺维奇·巴甫洛夫（Ivan Petrovich Pavlov）提出的神经反射理论，使人们从理论上对刺激与反应之间的关系有了清楚的认识。反射是指在中枢神经系统参与下的机体对内外环境刺激的规律性应答。按照巴甫洛夫的反射理论，反射分为非条件反射和条件反射两类。

非条件反射是指机体在出生后无需训练就具有的反射。按照生物学意义的不同，非条件反射又可分为防御反射、食物反射、性反射等。常见的非条件反射现象如初生儿的吮引、吞咽、呼吸、排便、眨眼等。非条件反射是一种比较低级的神经活动，由大脑皮层以下神经中枢参与即可完成，基本没有大脑皮层语言中枢神经的参与。非条件反射的神经联系是固定的，如奶头放进嘴里就会吮吸、手碰到烫的东西就缩回，等等。非条件反射也是人最原始的本能，它提高了动物对环境的适应能力。

条件反射是指人出生后通过训练而形成的反射。条件反射能根据生活环境改变而改变，并且遵循“用进废退”的生物进化原理。消退的条件反射并不是完全消失，而是储存在大脑皮质和身体中，在一定条件下，消退的反射可以被激活。

现实生活中，当我们经历某种恐怖场景或者危机事件后，受到刺激形成的强烈情绪体验可能会被忘记。但无论过去多长时间，当个体再经历类似情景时，这种记忆就会被立刻激活，而且不是首先被大脑记忆激活，而是被身体记忆唤醒。这种情况下，思维往往还没意识到危险的发生，躯体就已经做出了反应，如手心出汗、四肢发抖、失声尖叫等。这些反应刚开始出现时并不为人的意识所觉察和控制，当意识到它们的时候，我们就想用意志力来控制，有时会有作用，有时则是无效的。

我国著名生理心理学家汪敬熙早在20世纪初就通过研究发现了皮肤电流反射原理。通过对皮肤电反射研究，证明皮肤电反射是由于汗腺的分泌造成的，与意识现象毫无关系。这种反射既不表现情绪，也不表示意志，只是人和动物保持体内运转机构的均衡，以便维持肌肉运动的自然反应。动物受到刺激时，血压增高、呼吸加速，同时也发汗，这都是自主神经系统反射的表现。

在个体的一生中，纯粹的非条件反射仅在新生儿时期较多出现，随着条件反射的不断建立，两种反射越来越多地融合。但是，人的一些非条件反射可以在特定环境条件下被激活而重新连接起来。

身体记忆包含非条件反射和部分消退的条件反射，二者都能在一定条件下根据刺激做出反应而无需经过大脑皮层的参与。身体记忆是“未经过忘记水平的身体知觉的存在”。所以说，身体记忆比大脑记忆更深刻、更久远、反应更迅速。

综上，我们可以知道意识只不过是对身体知觉的回忆；身体感觉是原本的感觉，是意义的根源；意义是感性的，涵盖抽象的理念，其根本在于身体的感觉，而不是身体之外的感知。这就从另一个侧面解释了身体感觉对于表达性活动内在与外在的关系原理。这同样适应于沙盘治疗。

国际沙盘游戏治疗协会主席茹思·安曼在其《沙盘游戏中的治愈转化：创造过程的原理》一书的导言中说："在我们意识到一种情绪之前，我们的身体就已经做出反应了，而不管这种情绪是什么、是由什么引起的。"她举例说明，一个人因恐惧而变得麻木，身体僵硬、冰冷、毫无生气。任何一个旁观者都能很清楚地观察出他正处于恐惧之中，但他本人却不能用语言去表达是什么引起了这种恐惧，因为他没意识到原因所在。国际资深荣格心理分析家伊娃·帕蒂丝·肇嘉在《用手来理解》一文中指出：最早期的情感体验仅仅被我们的身体所记录，例如肌肉紧张，或是植物神经反应。

身体记忆对沙盘治疗的意义可以从以下几个方面来认识和理解：

第一，身体记忆比大脑记忆更深刻、更久远、更可靠。能够保留下来的身体记忆都是强度较高或持续时间较长的刺激形成的，能够引起较深刻情绪体验的记忆，因此是深刻的记忆。从人类记忆的进化过程看，身体记忆的产生早于思维记忆。在人类语言出现以前，身体记忆已经非常发达。在人类进化的过程中，作为本能的身体记忆在不断退化和消失，能够留存下来的都是具有重要意义的功能。

身体记忆是"未经过忘记水平的身体知觉的存在"，主要是大脑皮层以下神经中枢参与的简单反应。没有大脑的参与，也就没有倒摄抑制和前摄抑制的干扰，就很少会有遗忘现象的发生。所以，身体记忆比大脑记忆更牢固。身体记忆没有经过大脑反应和判断及逻辑推理等过程，信息反应的误差大大减少，因而身体反应是准确的，即身体永远不会欺骗我们。生活中不难看到这样的情形，对于大脑忘记的事情，身体却能快速做出反应，如走在大街上，突然飞来一块砖头，人们会条件反射式地做出抱头、歪头等防御性动作。这些动作的发生往往不是大脑指挥的结果，而是身体本能的反应。

第二，身体反应比思维反应更准确、更迅速。身体记忆的反应是一种本能反应，因为它没有意识地参与，不经过语言的思考以及概念、逻辑和推理等一系列加工过程。这种反应的反射神经联系是固定的，反应模板已经植入人的大脑皮层之下，不受语言中枢神经的控制，因而反应速度更快更准确。在沙盘治疗中，来访者的眼睛与投射物（玩具）相遇的时候，感觉系统会直接做出反应，并用身体动作来实现选择和使用的目标。沙盘制作的过程中，来访者有时会发现自己不知道为什么会选择某个玩具、为什么会把某个玩具放在某个位置、为什么会形成某种图形等等。当他们体验制作完成的沙盘图形，甚至仅仅关注体验某个玩具时，会莫名其妙地出现情绪反应，甚至流泪、手发抖的反应等，这些都不是大脑思维在起作用，大多是身体记忆在起作用。

第三，行动比语言更能表达本能需要。当人们用语言编码进行思考，即大脑皮层神经参与反应的时候，这种反应是间接的，常常会脱离本能的需要。而直接的行动更能体现人的本能的需要。比如两个人发生肢体冲突时，并不是一开始就动手，往往是遇到某种冲突而发生争执，先讲理争辩，无果后开始语言攻击、咒骂恫吓，当这样仍解决不了问题时，就可能动手了，仿佛只有付诸武力才能解恨，才能满足身体本能的需要。此时，人便失去了理智，本能出现了。沙盘治疗中，双手和身体行动直接参与到沙盘制作中，即使一开始有思维的支配，但手和身体动作仍起着重要作用，特别是随着活动的进行，思维作用越来越被淡化，手和身体本能的动作越来越明显，这些动作明显满足了本能表达的需要，一些深层次本能的压抑便呈现和释放出来。这不仅体现在选择和使用玩具上，还体现在情绪、动作、表情等这些身体语言的表达上。这些现象同样是身体本能的需要。生活中，在一些特殊情况下，人的本能会表现在一些无意识的细微动作上，可以让人窥见其真实的内心世界。沙盘治疗恰好借助这个原理，通过身体动作、手的选择、手的创造、手的理解，结合直观实物和图画表达出了心灵深处的真实需要。

第四，直观的实物比语言表达更准确、更接近真实。在传统的访谈式心理治疗或其他表达性治疗中，来访者需要对经历的事情、环境及思考的问题进行语言描述。这些表达无论多么细致，都不如事物本身更准确、更真实。除了语言和表达有信息流失外，还与表达者的表达能力、理解能力有关。同时，个体对事物加入的主观情感色彩，也会影响表达的真实性。而在沙盘治疗中，所有表达元素都是真实的实物，尽管它们是模型，是事物或事件的缩影，但在来访者眼中，它们就是实实在在的存在物，能更真实、更准确地再现过去所经历的场景和事件。

二、图像记忆与情绪记忆

图像记忆是人脑对感知过的事物以图像形式识别记录下来的信息。它的生理基础为大脑皮层形成了相应的神经联系，并以痕迹的形式留存于脑中。

在研究图像记忆之前，我们先回顾一下什么是记忆。记忆属于脑科学和心理学研究的范畴。按照心理学的解释，记忆是人脑对经历过的事物的识记、保持、再现或再认，是思维、想象等高级心理活动的基础。人的记忆与大脑海马体结构、大脑内部的化学成分及变化有关。根据记忆内容和经验对象划分，记忆分为形象记忆、逻辑记忆、情绪记忆和动作记忆。情绪记忆是因事件刺激使自己有了某种情绪反应和体验形成的情感记忆；动作记忆就是前文讨论过的身体记忆的内容；形象记忆是人对感知过的事物具体形象的记忆。感知过程是指感觉、知觉的过程。形象记忆通常以表象的形式存在，是直接对客观事物的形状、大小、体积、颜色、声音、气味、滋味、软硬、温度等感觉、知觉的记忆，分为视觉的、听觉的、触觉的、味觉的和嗅觉的记忆。通过视觉刺激产生的记忆一般形成图像记忆。听觉、触觉、味觉和嗅觉受到的刺激往往形成身体记忆。但是人的感觉器官在受到某种刺激的时候，会因为刺激对感官体验的作用，使人产生相应的情绪体验。比如，一个孩子在两岁时被黑色的狗咬伤过，被咬的地方会产生疼痛感，其内心会滋生恐惧、焦虑等情绪。此后，孩子看到的狗的形状和颜色会作为图像和场景与他的情绪产生连接，并被记录下来，这就形成了图像和情绪叠加结合在一起的记忆。这种记忆可能会导致这个孩子今后见到狗或跟狗相似的动物时，不由自主产生恐惧的感觉，甚至对黑色都特别敏感。

记忆的基本过程是识记、保持、回忆和再认。而识记要对感觉、知觉的信息用语言编码进行储存，才能实现以后的回忆和再认。如果上述事件发生在个体五六岁以后，他就能够把这个场景以及相应的情绪体验用语言编码识记下来，为以后的回忆和再认做标注。如果这个事件发生在五六岁以前，甚至三四岁以前，他就没办法回忆和再认出来。因为这个时候他还没有掌握语言编码的技巧，具体来说，他可能会说话了，却还没有具备使用语言的能力，要么词汇量过少，要么作为语言逻辑关系的语法在他这里还没有被建立起来。如果学会了运用语言编码，他看到一条狗，就能把狗这一语言编码同它的颜色、形状联系在一起。当人们说到“狗”这一概念时，他便可以将之与记忆中狗的形象联系在一起。如果不懂语言编码，就无法在形象与概念之间建立联系，当然也无法用语言描述过去发生的事情。

据统计，3 岁半的小孩能记起 1.5 岁时发生的事，但长大以后却很难记起 3 岁之前发生的事。1.5~3 岁的孩子已经会说话了，但掌握的词汇极为有限，不能完整地用语言定义和描述生活中发生的事情，并且对语法的理解较差，因此，此时形成的记忆是支离破碎的，很难形成完整的故事。最早记忆的内容一般是最熟悉的、重复多次的场景和刺激强度较高的事件，如重大的创伤事件、最熟悉的人，如爸爸、妈妈、爷爷、奶奶等。

但是发生事件刺激的场景和情绪体验消失了吗？不仅没有，反而因为不能用语言编码再认和回忆起来，这种刺激成为一种固定的能量，永远滞留在大脑神经细胞的记忆中。这些经历和刺激因为没有经过语言中枢神经的标记加工和逻辑思维的处理，反而很难遗忘和消失，并且会成为影响个体个性特征形成的重要因素。这部分记忆就是图像记忆、情绪记忆和身体记忆。它们虽不能通过语言回忆和再现，却能在以后遇到相似事件的相关因素的时候，图像记忆对现实遇到的相关因素进行直接地指认、再认，从而情绪记忆也被激活，得到释放和化解。

情绪记忆又叫情感记忆，是以体验过的情绪、情感为内容的记忆。前文讨论过，当某种情景或事件的刺激引起个体强烈和深刻的情绪、情感体验时，对情境、事件的感知以及由此引发的情绪便结合在一起，保留在大脑中。因为没有语言编码的注释，经历的事情只能是图像记忆，是一张张的图片叠压在个体的记忆深处、大脑皮层神经里。这些记忆因为不能用语言描述出来，所以永远不能被个体用语言回忆再现出来。这种图像记忆不再是单纯的图像，还结合了个体当时的情绪体验而被记忆下来。并且，当你最初遇到事件刺激时是一种什么样的情绪体验，以后再遇到类似事件因素时，还会出现同样的情绪体验。短时的刺激可能影响的是个体的情绪，长时间、高强度的刺激特别是永远不能用语言再现的情绪就会影响个体的性格，或者说对性格的形成起到很重要的作用。比如一个人在 1 岁左右被小朋友用一个尖锐的东西扎了一下，当时感到非常痛、非常害怕，这一个场景就作为一个图像记忆和情绪记忆结合起来被记录下来，储存在了个体的大脑记忆中。进一步分解这种记忆，作为图像记忆的层面是这个小朋友的长相、当时的表情，尖锐物件的形状等，这些都作为一个场景图像被记录下来；作为情绪记忆层面，是事件发生时孩子感到的疼痛、恐惧、愤怒等情绪体验。当时，孩子可能哭一阵就忘了这个事情了，长大以后也不会记起这个事情。但这个场景结合着情绪的记忆形成后，却永远储存在他的大脑记忆中。随着年龄的增长，也许他已是成年人了，在某天某个场景中突然看到一个人，即便他从没见过这个人，但对这个人感到很反感，觉得对方对自己有威胁，他并不知道为什么会产生这种感觉。此外，生活中他总害怕像锥子一样的东西，甚至害怕一切尖锐的东西。他明明知道这些东西不会无缘无故刺伤自己，但也会特别小心，总是感觉危险随时会发生，却无法解释这种现象。其实，这个现象与其童年早期经历过的那次伤害事件是有关系的。

现实中，人们在小时候经历的创伤和危机很多，这时脆弱的生命对刺激的承受能力较差，很容易因外界的刺激而受到伤害。比如幼年被某种声音强烈地刺激过，或被某人或某种动物惊吓过，就会在大脑中形成一种创伤记忆，这样的一次经历就可能在某种程度上影响到个体性格的形成。这就像一棵小树在食指粗的时候，用一个很细的大头针扎进去，当时不会影响它的生长，但当它长成一棵参天大树的时候，一阵狂风就可能使它从大头针扎过的地方折断，因为伤疤是随着树长大的。反之，一棵长大的树，即便在树身钉上一个大钉子，刮大风的时候也不会从这里折断。所以当人们弱小的时候，一点点伤害形成的创伤就会伴随成长被不断放大，以后就会成为一种问题困扰整个人生，影响性格和人际关系模式的形成，进而影响终身的幸福。事实上，童年早期的图像记忆、情绪记忆是无意识领域压抑较深的情绪情感，此时形成的创伤因为无法用语言描述，记忆的内容就很难回到意识的层面。但当遇到相似的情况和场景时，这种图像就会被激活。个体也许不能记住当时发生了什么，但压在心灵深处的图像，即无意识中的图像就会呈现出来。这些图像呈现出来后，个体的一些心理症状会莫名其妙地消失，因为它上升到了个体意识层面，这种压抑的心理能量得到了释放。

三、退行性疗愈

退行（regression）是指人们在受到挫折或面临焦虑、应激等状态时，放弃已经学到的比较成熟的适应技巧或方式，而退回到孩童时代，使用早期生活阶段的某种行为方式，以原始、幼稚的方法来应对当前情景。

为什么会有退行现象呢？总的来说，退行是一种防御机制。常见到的退行可以分为被动性退行和主动性退行。被动性退行比较多，主要是个体在遇到某种突发事件时，由于自身应对能力和经验不足，就启用本能的方式来应对，如成年女性受到委屈或攻击伤害时大哭大闹的行为。主动性退行是指个体为了获得或满足某种心理需要，而主动表现出来的退化行为，如成年男性在众人面前表现出滑稽古怪的行为让大家开心，博取外界对自己的好感；再如成年女性在某些人面前撒娇、发嗲等。

从某种意义上讲，人的心理问题很大程度上是一种社会适应障碍问题。人在年龄较小的时候，无需承担社会责任，也不用充当自己不愿意担当的社会角色，更不用像成年人那样回避不了的来自生活、工作和学习的压力。但随着年龄的增长，人总要进入社会，并要承担起众多的角色。例如女性在家庭中的角色可能是妈妈、妻子、儿媳、女儿、姐姐、妹妹、姑姑、嫂子等；在单位可能是老师、班主任、教学组长等；在社会中也会充当更多的角色。这些角色都对应不同的责任，要求个体要戴着不同的面具以适应社会对其某个角色的期待。适应自己的不同角色，这本身就是一种压力。即使普通的高中学生，也要承担来自学习、考试、同学关系、师生关系的压力等等；毕业后进入社会，还要适应工作要求、适应环境以及更多新的关系。并不是每个人都能很好地运用自己合适的面具与人相处，种种不适应会带来极大的压力和焦虑。特别在某些特殊情况下，角色会发生内部冲突，加重焦虑的程度。如果一个人心理承受能力强，自我调适的经验丰富，那么他可能会凭借一己之力较好地成长、适应社会。但对于那些适应能力较差者，他们很可能会不堪来自生活、竞争和复杂人际关系的压力，而不断受到伤害和挫折。随着这些精神压力的加剧，他们会对成长本身产生一定程度的恐惧。这时，他们就会留恋、怀念小时候的那种状态。但现实社会不允许他们像小时候那样随性而为，社会规则要求人的行为与年龄要相适应，多大年龄的人要说多大年龄的话、做多大年龄的事，否则就会被社会所排斥、批评。比如一个五六岁的小女孩因为一件高兴的事情在马路上边走边跳边唱，人们会感到这个孩子活泼可爱；可如果一个二十五六岁的成年女性做同样的事情，人们必定会感到其行为不妥。在心理能够承受的情况下，人们会约束自己遵从这种规则，但在强烈刺激和巨大的压力下，有人会不顾这些规则，言语行为退行到成长早期的某个阶段。说到这里，我们可能就对退行行为有了一些感性的理解。

1. 常见的退行行为表现

现实生活中，退行行为很常见。有的很容易就被识别出来，有的却很难进行识别。除了上述谈到的退行行为，常见的还有：一个被压力和烦恼、愤怒等情绪困扰的女孩，暴饮暴食，做出种种自虐行为；中老年人因工作环境、家庭环境、生活环境和社会地位、社会作用、自身价值发生变化，产生疑病心理，到医院反复检查，甚至无病住院等行为；已婚女性和丈夫吵架后跑回娘家哭闹；有的学生学习受挫后不再抱有信心，自暴自弃，出现厌学、逃学行为，沉溺于网络游戏，对老师和家长的劝告不予理睬，对抗、自我封闭等；有的人会在强者或普通人面前示弱，把自己装扮成很无助的样子；有的人工作出现重大失误或犯错后，装作无知或对别人的批评表现出与平时性格截然不同的认真、谦虚等。

2. 退行的本质

“退行并不是真的使人变得年幼，而是来访者表现出他的某一方面的退化……退行者通常在其背后有一个没有退行的自我，并拥有一定程度的理解力和意识水平（并不是一个真正的孩子），所以退行也可以被看作是过去与现时此地相联结的连续过程”，而且“这个表面上的孩子所言所行正是受着这个成人的影响，恰似现时此地的成年人受童年经历的影响一样”。[①] 所以，来访者的退行行为并不意味着他真的回到年幼状态，退行也不是他的全部，只是其身上存在的某些人格侧面，或者说是不成熟的人格侧面表现出了退化的状态，是“过去与现实此地相联结的连续过程”。

3. 退行的作用

退行是一把“双刃剑”，能够对当事人在遇到事件刺激时，使其心理、生理的伤害得到某种程度的减少或降低，起到一定的保护作用。但它也容易使当事人在得到某种获益满足后，形成一种固定的反应模式，进而成为心理问题，影响其正常的成长和社会适应性。具体来说，它有这样几方面作用：一是缓解焦虑。个体遇到突发事件的刺激时出现焦虑等情绪，通过退行方式可以使自己的情绪得到宣泄，从而缓解焦虑。比如前文提到的成年女性受到委屈或攻击伤害时大哭大闹的行为。二是推卸责任。前文提到的学生在学习受挫后出现厌学、逃学、自暴自弃的行为，其心理支撑是：既然我不再对学习抱有希望，就没必要再努力学习，也没必要长大，更没必要对自己的未来和家庭负有什么责任。三是获得同情。比如在强者和普通人面前示弱，通过这种行为获得外界的理解和

① 乔伊斯（Joyce/P.）等．格式塔咨询与治疗技术 [M]．叶红萍等译．北京：中国轻工业出版社，2005：212—213.

支持。四是逃避现实。如已婚女性和丈夫吵架后回娘家，逃避在新家庭中应该承担的责任和应扮演的角色。五是引起关注。如五六岁的孩子在已经具有正常的生活自理能力后，在有了弟妹后突然出现不会穿衣、尿床，甚至说话声音也变成小时候的声音等退行行为。六是掩盖真相。比如某人在出现重大错误后表现出来的装傻、无知、无奈、特别认真等行为，目的在于掩盖真相，使别人误以为他不是故意的。

普通人在日常生活中压抑了很多本能。这种压抑多了，就可能产生心理问题。现实中不能被接受的退行，在沙盘治疗中完全可以随心所欲地呈现出来，个体可以按照自己的需要创造属于自己的世界，放松自己，满足自己。但在更多情况下，来访者在制作沙盘时是受本能驱使的，会无意识地创造出自己在现实生活中没有机会或无法展现的世界，从而让压抑的情绪得以释放。在沙盘治疗中，退行的呈现很易被识别出来，场景和物件越是远离现实生活，便越接近本能；越是接近现实生活，就越远离本能。如果沙盘中完全是动物或物化的世界，那么意味着个体可能退行到了生命的初始状态。当这些人格侧面借助沙盘呈现出来的时候，治疗师要与来访者一起紧紧抓住它，并催化、促进来访者的觉察和探索。在觉察、探索这些人格侧面的时候，要明白来访者并不是一个真正的孩子，而是“拥有一定程度的理解和意识水平”。通过催化来访者的觉察，他们就会以成年人的理解和意识水平分析、判断自己孩子式的现象和背后的成因，并整合这些问题。

进行沙盘治疗时，来访者通过沙盘、沙具的导引，意象从外部进入无意识，无意识逐渐呈现，并与意识沟通，从而达到退行状态，在这种状态下减轻痛苦，疗愈伤痕。这就是退行原理在沙盘治疗中的应用。

如何促进沙盘中的退行性疗愈呢？首先要通过沙盘过程中呈现的焦点，让来访者与现实生活进行比较，使其觉察到自己的退行行为。同时，让他们把沙盘上呈现出来的退行现象与自己的现实生活做连接，助其分析出现退行现象的原因。在此基础上，治疗师要促进来访者针对沙盘的焦点呈现，找到解决焦点问题的方法，实现超越。最后通过视像化技术，让来访者充分体验改变后的状态，强化改变的效果。

四、沙盘的界限特性与治疗环境的作用

对于某些遭遇过创伤的人来说，由于创伤事件的刺激，个体已经产生了一个与平时不同的内在世界。这个内在世界与现实世界紧密连接，现实世界的刺激常以触景生情的形式不断干扰着他们已经形成创伤的内心世界。不断的二次创伤让他们痛苦的内心世界不断向更痛苦的方向发展。之所以无法摆脱不良情绪的困扰，是因为他们在经历某种事件后，其情绪不能与产生情绪的环境隔离开，并且这种情绪会泛化到生活的各种细节中去。那么就需要在来访者的内在世界与现实世界之间建立一个界限，阻断其内心创伤与外界刺激源的连接。

沙盘治疗能够创造一个与现实生活相隔离的环境，让来访者摆脱现实生活中能引起强烈情绪反应的刺激因素，使之在一个舒适的“容器”中疗愈自己的伤痛。同时，在这个环境中，来访者也能不断觉察、探索自己，促进自我成长。

从沙盘治疗定义所规定的沙盘工作的设置及流程看，治疗要“透过运用特殊的沙盘媒材”“发现及处理内在及人际议题”，且这个过程是“个案所带领”“治疗师所促进”。“沙盘媒材”是一个特定的特殊世界，治疗师和来访者在这个世界里共同工作。“内在”是“内在的世界”，“人际”是“外在的世界”，两者都是与“个案”相关的世界。在这几个“世界”之间，有着明确的界限；而现实生活中，来访者在这几个“世界”里是没有界限的。因为没有界限，他不能觉察自己存在的心理问题处在一种什么状态，也无法走出痛苦的世界。

沙盘治疗的界限特征自然出现了两种。第一种是物理界限：沙盘的

边框是一个界限，沙盘工作室是一个界限，来访者与治疗师之间又是一个界限。来访者无论带着何种心理问题，一旦进入治疗室进行沙盘治疗，就逐渐和现实世界、过去和未来隔离开来。日本著名心理学家山中康裕曾说，沙盘治疗的设备、箱子及沙子的存在是一个重要因素。箱子本身是一种“界限”，制作者在这个箱子里自由地呈现自己，箱子本身是一个被保护的自由空间之界限，它同时也是无意识在过度激烈呈现或超越界限时的一个适度限制边界。第二种是心理界限：来访者通过沙盘元素投射出来的隐含着某些情结的心理症结和内心世界的矛盾冲突，在自己与沙盘元素之间形成一种无形的心理界限，这道无形的心理界限使他们能够以旁观者的身份客观地觉察自己的内在世界。还有来访者与沙盘治疗环境、治疗师之间形成的一种安全的、信任的关系。这个关系既能使双方变得融洽，又自然地形成一种因角色和目标及需要不同而产生的镜观式的相互映照，促进觉察的关系。这种不同自然产生一种屏障，即一种心理界限。沙盘治疗的各种界限作用往往是交互发挥出来的，并且反复作用，步步深入。在这个隔离了现实世界的“容器”里，来访者完全处在一种放松、自由的状态，可以摆脱日常生活和情感模式，不但可以将现实生活搬到沙盘中来，还可以以客观的角度审视自己的内在世界，从而识别出日常生活中意识不到的问题。要实现这种功能，除了来访者自己的觉察领悟外，治疗师的促进和催化作用也是非常重要的。治疗师可以针对来访者呈现的问题，与之展开讨论，并与生活现实的正常状态做比较，从而促进催化来访者的觉察和领悟。治疗师的存在本身也是一个界限，因为治疗师的存在时时让来访者感到自己是在当下新的情景中，而不是在过去，是在此地，而不是自己曾受伤害的环境中。来访者在制作沙盘时，他们与周围的世界隔离开来，完全在自己的世界里创造着自己需要的生活；在来访者以旁观者角度审视自己的呈现时，他们已经跳出自己的情景，被隔离在沙盘之外。在讨论沙盘的呈现时，来访者也是站在沙盘之外与治疗师一起探讨沙盘中的似乎与自己无关的话题。在治疗师的促进催化下，他们很易觉察到不正常的现象。但当沙盘中的投射或者呈现的问题一旦通过觉察与自己联系在一起时，他们便开始寻找改变的方法。当来访者进入自我觉察状态时，也就突破了沙盘和自己之间的界限，进入内在世界与沙盘世界巡回穿越的境界。他们是从感官层面进入沙盘之中。当在沙盘外觉察自己的呈现时，他们以为看到的现象与自己无关，所以才能发现问题。而一旦进入沙盘，才能领悟沙盘呈现的是自己心灵的不同侧面。如果他们觉察不到沙盘世界与自己的关联，就突破不了这个界限。如果最初没有这个界限的阻挡，来访者就无法以旁观者的身份觉察到沙盘世界中的问题，更无法把这些问题与自己联系起来。在治疗师通过隔离阻断、连接、聚焦放大、超越等技术的促进催化下，来访者可以无数次地越过沙盘和个人之间无形的界限来回巡视，不断地觉察、不断地探索、不断发现问题，并不断寻求解决问题的方法，最终达到疗愈和人格整合的目标。

五、动觉特性在沙盘治疗中的作用

动觉特性也叫本体感觉特性。《心理学大辞典》中关于“本体运动感觉”的词条是这样描述的，“反映身体各部分的运动和位置情况的感觉”，也即肌肉、肌腱和关节对身体位置和肌肉紧张程度的感觉，是人体内部感觉的重要形态。

动觉在人的认知活动中发挥着重要作用。如触觉是由动觉和皮肤觉结合产生的，通过手和触摸可以正确知觉物体的形状、大小和弹性。在视觉运动中，由于眼肌动觉的参与，才能有关于物体大小、远近的视知觉。在随意运动中，由于肌肉的运动速度和强度等信号不断传入大脑，形成反馈信息，才能实现大脑对肌肉的神经调节，使随意行动成为可能。人对客观世界的正确反映，是各种感觉得到协调、验证的结果。动觉在各种感觉的相互协调中起着重要作用。因此，动觉是其他感觉能够实现的重要前提，没有动觉和其他感觉的结合，人的知觉能力就不能得到正常发挥和发展。

在神经系统的分类中，本体感觉又分为有意识的和无意识的。有意识的本体反应，是通过我们大脑的参与做出的反应；无意识的本体反应，则不经过大脑的指挥，是人体的直接反射动作。

在沙盘治疗中，许多来访者具有创伤性经历。对于他们来说，创伤透过正常基本感官的层面影响了他们的生理活动和情绪反应。创伤本身属于感官性质，不仅被记录在脑子中，也被记录在身体中。一个经历过深度创伤的人，其感官反应也受到了影响，不是通过讲道理和简单抚慰就能解决的。谈话治疗不是感官治疗，对于深度创伤往往是难以奏效的；相反，还易形成新的伤害，成为二次创伤。美国精神病学会制定的《精神疾病的诊断和统计手册》（DSM-IV-TR）也确定创伤后压力疾病的诊断标准基本上都属于感官性质。

一个经历过危机和创伤的人，其感官体验会出现减弱或丧失，而沙盘治疗本身就是感官的活动，每个动作都是。创伤性感官性质的疾病通过感官性的沙盘来治疗，能够较好地满足创伤者对动觉体验和情感延伸的需要。沙盘治疗从感觉器官接受信息形成感觉，到由感觉通过经验觉察到知觉的过程实现了对各种感官的协调动作，对创伤感官的恢复起到了刺激和全方位启动的作用。从来访者对玩具和沙盘图形的感受，到与自己内心世界连接的觉察，最终实现创伤感官功能的恢复。

六、安全治疗距离作用

安全距离是现实生活和人际交往中都普遍存在的现象。当人从事某项生产活动的时候，为了保证安全，往往在作业时通过规程设置人与危险因素之间的距离。有了这种距离，就能有效地保证安全生产。人际交往中，也需要安全距离。这种安全距离是人际交往时客观存在的心理现象。美国心理学家邓肯·卢斯（Duncan Luce）提出的人际安全距离是1.2米：过远，会产生疏离的感觉；过近，会令对方感到威胁。随着交往的深入，人们身体和心理的距离会越来越近，因为彼此间建立起了安全感。

传统的访谈性心理咨询和心理治疗中，来访者需要将经历过的创伤性事件回忆并用语言描述出来，传达给治疗师。在传达信息的时候，发生事件的场景会在来访者的回忆中再现，必然也会连同相关的情绪一起被回忆起来，这对他们来说是一件残酷的事情。许多来访者因为不敢碰触心灵的伤疤而犹豫不决，这样会使治疗师在了解来访者信息时受到阻碍。来访者将自己的遭遇反映得越彻底、越全面，治疗的进程也会越快，但他们受到的二次伤害也可能越大。这是一个严重的矛盾。在这个冲突中，来访者处于被动状态，而咨询要往下进行，治疗师就要依赖这种状态。还有一种情况体现在家庭治疗中。众所周知，家庭一旦出现问题，受害者往往是弱小的一方。他们接受咨询治疗时，在强大的成员面前缺少安全感，往往不敢表达自己的真实想法和现实的遭遇，从而给治疗和咨询带来障碍。

在沙盘治疗中，来访者不是用语言直接表达自己的痛苦，而是通过媒介材料间接、隐蔽地表达其内在心理世界的创伤和痛苦，这就为治疗设置了一个屏障。这个屏障就是一种无形的安全距离。在此种设置下，人们不是直接讨论问题，而是面对沙盘焦点进行讨论。来访者通过沙盘治疗所使用的玩具来替自己说话，比直接用口语表达说出痛苦要简单、方便、安全得多。从来访者角度看，他们与治疗师和自身的创伤、信念不是短兵相接，而是自己充当“导演”，操控这场“演出”，想不想表达完全自己说了算。在他们不敢承担或无力面对问题的时候，可以完全以游戏的方式应对这次沙盘工作，在语言表达上也可以回避和掩饰不想面对的问题。尽管他们无法掩饰内心深处的图像，但在沙盘治疗以来访者为中心的前提下，治疗师是不会主动冲击他们的伤痛的。在表达过程中用什么方式，也完全由来访者自己说了算。当要表达自己的意图时，可以用只有自己明白的方式表达确定的含义，比如可以把自己恐惧、怨恨的对象用一只丑恶、弱小的动物模型来表示；也可以用一个植物或其他没有生命的物件代表有生命的实物，等等；更可以平铺直叙地表达，或以象征、暗示等方式表达，这样就为自己设置了一个可靠安全的自我保护措施。同时，痛苦表达到什么程度也完全由自己掌控，可以按照自己的需要，把投射物和场景完全还原成物化的东西。这些方法和措施，都可以创造出一种心理上的距离。

沙盘治疗中的安全距离不仅体现在直接与间接、主动与被动等方面，还体现在方向上。为了回避自己不愿意触及和面对的问题，来访者可以根据需要选择性回答问题，也可以不使用自己习惯的方式和角度讨论问题。这就自我调整了沙盘治疗的进程方向。这种方向的改变也是来访者在为自己建立一种安全距离。这种情况下，来访者往往会发现自己应对问题的方式发生了改变。

安全距离的创建和存在，使来访者可以自主地表达情绪，并且发泄、释放压力，发泄的程度也因安全距离的设置有了自我操控权。在无意识层面，安全的设置可以让压抑的心理能量通过投射物和图形呈现出来，投射物和图形像镜子一样映照并启动来访者的探索和觉察。这样，来访者和“镜子”之间又创建了一个安全距离。

七、沙盘治疗能够对创伤性神经生物学效应施加介入性影响

前文已经讨论过心理创伤是基本感官特性的本质。所有创伤都有某种程度的感官成分，都对感官有着明显的冲击。在美国《创伤后应激障

碍》（PTSD）的标准中，明显提到了创伤后感官因素的表现：①持续性主动地重新体验创伤事件；②逃避与创伤有关的线索；③持续性的生理过度反应或激发。具体来说，就是创伤患者现实生活的思维记忆或在梦中，反复不自主地涌现与创伤相关的情景内容，也可出现严重的触景生情反应，甚至感觉创伤性事件好像再次发生了一样；长期、持续性地极力回避与创伤经历相关的事件或情景，回避有关的活动及创伤地点或相关的人和事；日常生活中出现过度警觉、敏感、惊跳反应，注意力不集中、情绪不稳定、焦虑等。

以上多种负面的生物学结果对患者造成的伤害是综合的、多样的。在咨询治疗时，来访者可能感到惊恐，无法将自己所感觉到的东西诉诸言语，感到有强烈的情绪却无法知道成因。这种情况下，传统的口语治疗可能无效，甚至是有害的。因为创伤通常影响的是中脑而不是执行功能的神经区域。而沙盘治疗作为一种特别有效的表达性治疗方法，可应用到各种年龄段的创伤受害者身上。沙盘治疗能够对创伤性神经生物学效应施加介入性影响。我们可以从以下几方面来认识这个问题：

一是从大脑分工上看。很长一段时间内，美国心理生物学家斯佩里博士（Roger Wolcott Speny）的大脑不对称的左右脑分工理论深刻影响着人们对大脑功能的认识。该理论认为：正常人的大脑有两个半球，通过胼胝体连接沟通，构成一个完整的统一体。当今脑科学研究认为：人的大脑不仅有左右脑的划分和各个功能区不同的作用，并且功能区的位置和所占用的大脑神经细胞不是绝对固定的，而是相对稳定，甚至是飘移和相互渗透的。

那么从沙盘工作过程中看看它是怎样在左右脑中作用的吧！在沙盘治疗工作中寻找、观看、选择玩具，触摸玩具和沙子，摆放玩具，组合玩具形成图形，观赏沙盘图形，这一系列过程是来访者通过视觉、触觉、动觉来完成的。此过程是右脑在工作，即左脑得到休息，右脑的功能得到强化。而在进行这一系列工作的过程中，来访者会有意无意地对玩具意义、色彩、形状进行直接的语言连接和联想性的知觉加工。随后，语言描述也在进行。此时是左脑在工作。而从感觉到知觉反复交互连接作用的过程，就实现了左右脑不断连接沟通，左右脑神经不断受到刺激，一些弱化的功能被激活。语言的功能在左脑，而沙盘治疗是非口语的。沙盘治疗过程正是反复使用和训练右脑，促进右脑运作的过程。

最有意义的是，沙盘工作的过程对于大脑的使用跟现实生活中一般人的用脑习惯完全相反：右脑更多地工作而减少左脑的工作。这是对因左脑过度使用、过度刺激的一种平衡和疗愈。而集中使用右脑，调动感官感受的状态又可以使个体回到童年早期的本能状态，本身也具有治疗作用。

从左右脑的整合来看，人的大脑左右半球虽有分工，但人的正常活动是靠左右脑的合作来完成的，所以两侧大脑的整合对于功能的正常运作相当重要。连接左右脑的重要器官是胼胝体，创伤会使胼胝体神经活动出现异常。胼胝体的纤维路径连接大脑两侧，如果胼胝体受损，在用语言表达故事的时候，胼胝体的纤维路径就无法顺利沟通左右脑的语言表达。沙盘治疗虽是非口语的表达，但沙盘元素的语言表达功能通过投射使其在身体和情感两方面进行感觉体验，而不必直接进入认知意识。在沙盘治疗中，可以用一个个玩具把受访者内在世界信息呈现出来。这个过程就是把压抑在右脑潜意识里的信息和感受再次呈现在沙盘中，呈现的过程就是释放的过程。过去的经历无法重新经历一遍，但在沙盘的摆放过程中，来访者从选择玩具时，就启动了其右脑潜意识的记忆、图像记忆以及图像背后牵动着的感觉和情绪。摆放制作的过程就是通过玩具组合形成图像，与内在情绪感受连接的过程，所以有时可以看到来访者在做沙盘的过程中有情绪的波动，这就是刺激了右脑潜意识比较深层次的感受和情绪所致。觉察到情绪的出现，然后释放被压抑的情绪，就达到了疗愈和治疗的目的。正如美国心理学家邦妮·巴德诺赫所说："用形象思维避开了语言的运输思维，另外打开了一条通道让右半脑可以将自己提供给左半脑，而不必催化右半脑到左半脑过程的跃进。"

大脑神经可塑性改变理论在沙盘对创伤性神经生物学效应施加介入性影响上也有较好的解释。近几年，脑科学对脑神经的可塑性理论研究和实验证明：因事件刺激形成的创伤和器质性损伤会改变脑神经的反射回路，使之失去一些功能。但在一定条件刺激下，会发生可塑性的改变。当大脑的某一功能区受损伤时，受损伤的大脑神经细胞虽不能有可逆性的修复，但其所在的区域会被其他功能区的神经细胞迅速占领，并发挥原来功能区的功能。比如，视觉神经受到损伤以后，会导致失明。但听觉神经会迅速侵入视觉神经的区域，并快速发育生长。部分侵入的听觉神经会承担起原来视觉神经的功能和作用，从而使大脑对需要关注和处理的信息最终得到补偿。这种现象一般叫作大脑的代偿功能。

在沙盘治疗中，治疗师要启动来访者对焦点问题的觉察，根据 PTSD 标准中"逃避与创伤有关的线索"这一特征，讨论的焦点问题对应的往往就是来访者心理创伤关联着的那部分功能区域的大脑神经。这一部分大脑神经是被来访者因不愿面对、刻意回避的那一部分，或者是因受损伤导致功能受损，变得特别敏感、特别迟钝的那一部分。在进入觉察讨论的时候，来访者没法回避焦点问题对应的这部分大脑神经的刺激，受损伤的这部分会被其他神经区域侵入产生新的代偿作用。反复的讨论和深化催化，就使得这部分大脑神经被激活或被抑制，达到正常的大脑神经功能分配状态，脑功能的使用达到基本平衡，恢复到正常状态。针对性刺激对大脑神经的可塑性改变不仅作用在创伤的大脑区域，而且对正常的大脑区域也有明显的作用。有案例显示，小提琴练习者的大脑与手动作关联的区域在医学检测影像上有明显的区域扩大和神经密度增加的现象。动感特性明显的沙盘治疗，当然也会以同样的原理影响到大脑功能区域的改变。

八、沙盘治疗中来访者的创造力被激活

创造力是人类特有的一种综合性本领，并且是一个人最重要的能力。创造力主要指产生新思想、发现和创造新事物的能力。它是成功完成某种创造性活动所必需的心理品质。一个经历过创伤、心理异常的人，就会失去或者减弱自己的创造力。温尼科特说，如果我们要成功地完成自我追寻，有些条件是不可缺少的，这些条件跟“创造力”有关系，并且也只有在创造力的情况下，个人才能发现自我。沙盘治疗的一个突出特点就是创造性地发挥。

沙盘治疗过程中，创造力如何被激活并产生疗愈作用？我们可从以下几个方面来认识：

一是沙盘工作的全过程都是个人创造的过程。从选择玩具、构建图形、调整改变、赋予主题意义、给作品命名，直到最后超越方法的选择，都是来访者按照自己的需要进行的。沙盘治疗师不进行任何设置、诱导、暗示和控制，也不做任何评判等，保证了来访者个人创造性的实现。沙盘世界完全是由来访者自己创建完成的，这是他们自己的世界，由他们创造，受他们掌控。这个世界集中了来访者的内心世界和感觉，并成为有形的现实证据。这个世界不再是隐约的、缥缈的、虚无的，而是可见的、可触摸的、可体验的、可改变的、可讨论的、可在不断的创造中变化的。关键问题是，所有这些都是来访者自己主导完成的。“过程是由个案所带领”，治疗师的工作也是围绕来访者的创造进行催化和促进。沙盘创造的过程是意义形成的过程。从选择第一个玩具或造型开始，与以后选择的所有玩具或动作之间都会建立某种联系，这种联系自然会形成蕴含某种意义的故事。整个故事会有一个或多个情节组成，但必定有一

个对制作者有特别意义的主题。而这些故事与主题一定与制作者的成长经历有关系。这就是沙盘图形意义形成的过程和原理。通过对沙盘图形的探索不难发现，作者对沙盘图形与成长经历的关系有些是明白的，有些是不明白而通过刚刚的觉察发现的。通过对之后阶段和步骤的进一步探索，就会慢慢找到制作者成长中的一些情结和问题，也就有了工作的目标、方向和解决问题的可能。

二是沙盘作品的艺术疗愈作用。沙盘作品形成的过程，是来访者根据自己的需要完全自由放松地表达的过程。在没有任何干预和要求的情况下，来访者内心世界需要的表达是接近本能的表达。根据艺术治疗理论的原理，越是接近本能的真实表达，越具有艺术性，越容易对人的情感产生深刻的影响。在达到这种状态的时候，个体一些受阻的压抑情绪、形成的创伤，就越容易被触及并释放和流通，从而达到疗愈的目的。

三是沙盘治疗过程中来访者的不断自我发现、自我创新促进了个体的疗愈和成长。沙盘制作是一个创作过程，对沙盘作品的领悟是一种艺术欣赏的领悟过程，对沙盘的描述也是一种艺术再加工、再创作的过程。根据艺术创作的规律，在创作过程中，人的想象、联想会非常丰富，平时没有的一些新的思路、新奇的想法会以灵感的方式表现出来，进一步推动创造力的发挥。这种情况下，创造力的作用使个体充满了自信和对自己的新认知，也会进一步觉察到自己的潜力。创造力促进了自我觉察、自我认知，同时强化了沙盘治疗作用。

九、沙盘治疗能通过隐喻的探索深入个人的精神世界

隐喻是人类认知事物的一种基本思维方式，是借助已知、成形、清晰、具体的事物去认识、理解那些未知、未成形、模糊抽象的事物的基本方式。美国认知心理学家乔治·莱苛夫（George Lakoff）认为："隐喻

普遍存在于日常生活当中，不但存在于我们的思想和行为中，我们赖以生存的思维和行动的一般概念系统，从根本上讲是隐喻式的。”

作为思维和认知的方式，隐喻是一种明确事物本真的延展，确定的实物存在是隐喻的“源域”。作为心理学中的隐喻，就是人们日常生活中那些常见的存在状态的实物“关联着的对应侧面的非物质状态”。在心理学中讨论物质时，将精神世界作为物质世界的对立或者对照，然后对照着物质世界的特点来讨论精神世界的特点，并且这些特点也只能通过物质世界的对照才能得以讨论。这种对照就是一种隐喻。我们在讨论一棵树时，树根常被隐喻成某种需要探寻的“源头”，树枝常被隐喻为需要梳理的“分枝”，树的果实则被隐喻成某种过程的“成果”。

沙盘治疗中，无论是沙盘作品构图呈现的焦点问题，还是制作过程中动作、情绪及语言等信息呈现的焦点问题，都是作为一种客观存在的“现象”被我们感知到。通过这些焦点，我们看到的是矛盾现象或者情绪状态，但其背后必然存在对应的另一种产生这些焦点和情绪的“源”。而这种“源”很可能不是“树根”与“果实”的直接对应，可能还有很多的“树枝”，需要通过梳理才能找到更深的“源域”。这就是在沙盘治疗案例中寻找焦点时，会从一个焦点探索到下一个更隐秘焦点的原因。沙盘治疗过程就是探索隐喻的过程，其中呈现的异常就是治疗工作的关键点，即我们要寻找的隐喻的“源域”。当然，我们还可以进行细分，在看到的部分，如微笑的表情中，脸部肌肉呈现的是隐喻的“源域”，内心的喜悦是“隐喻”。看到某物件又是喜悦心情的“源域”，而更深的“隐喻”是与该物件发生关联的曾经历过的让其喜悦的事件。沙盘治疗的目标就是通过沙盘作品构图和沙盘工作中的动作、表情、语言信息等呈现，寻找与之相关联的“隐喻”；运用“超越技术”“两极整合技术”解决问题的过程，则是“破除固化成有害的、与环境不适合的行为思维模式，建立一种新的与环境相适合的行为思维模式，或者说破除一种旧的隐喻，建立一种新的隐喻”的过程。“视像化技术”的运用，则是强化建立起来的新的“隐喻”，使其成为意识层面的功能动力。

第七章　沙盘治疗的操作性技术

琳达·霍迈尔和丹尼尔·斯威尼在《沙盘治疗实务手册》一书中说到，“没有技术的理论只是哲学而已。反之亦然，没有理论为基础的技术则是相当鲁莽和轻率，甚至可能有危险”“我们应以理论为基础，而非被理论绑住”。这两段话精辟论述了心理学理论和心理治疗技术之间的关系。沙盘治疗技术有不同的理论取向，操作上当然也各有异处。这些不同的具体操作方法恰恰体现了各流派的不同特点。就综合取向沙盘治疗而言，其理论是对各个流派理论的综合运用，具体操作技术在理论原理的指导下，具有许多独特的方面。

一、隔离阻断技术——治疗环境的创建

人的心理问题大多与其经历过的事件有关系。在经历某些事件的过程中，个体的精神不同程度地受到某些刺激伤害，进而产生一些强烈的负性情绪。这些情绪与发生事件的环境因素相关联，并在事件过去以后也摆脱不了不良情绪与相关环境的关联，甚至泛化到更大的生活范围体验中。日常生活中，大部分心理问题与创伤性体验有关。前文曾谈到创伤性应激障碍的临床表现。近几年，国内对创伤性应激障碍临床表现研究总结出了三组核心症状：①重新体验创伤事件，即患者脑海中会突然闯入既往的一些痛苦场景或回忆，反复做噩梦，或置身于与创伤相关场

所时感到强烈的痛苦和相应的身体反应；②情感麻木和疏离，即患者变得退缩、与他人疏远、自述感到麻木，对自己及外界无动于衷，对周围环境有非真实感，努力回避能唤起创伤的一切活动或处境；③高度警觉和持续唤醒，即日常生活中对人和事物非常敏感，入睡难、易醒、注意力难以集中，这些状态会泛化到日常生活场景中，使他们对许多环境和刺激产生恐惧。[①] 这些描述可以使我们清楚地看到创伤后应激障碍患者的症状和反应与经历过创伤性环境有关，并且对环境的感受会泛化到许多方面，触景生情式的反应方式比较明显。存在创伤性应激障碍的人总摆脱不了环境对自己的影响，即使过了很久，已经“淡忘”发生的创伤性事件的情景，一旦遭遇相同或相似的事情和场景，还是会触景生情而不能自拔。

其实，不仅应激性创伤对个体的影响如此，童年早期及成长过程中经历的所有创伤刺激对人情绪的影响都是同理的。尤其语义记忆之前经历的创伤刺激虽然不能用语言回忆起来，却作为种种图像记忆和情绪记忆存留在大脑中，作为一种“反应模板”在生活中对各种事物和场景有规律性的应答反应。特别是那些强度较大、持续较久的刺激，在成年后遇到相似情景时会反应得尤为强烈。如对离别的感受，每个人的情绪反应都不一样，这也与童年早期的经历，特别是前语言期亲子关系的建立有很大的关系。

治疗创伤性应激障碍和其他心理创伤，必须要把来访者当下的情绪体验和关注点与原来的创伤事件及相关因素隔离转移开。

前文讨论沙盘治疗的“界限特征”时说到，沙盘治疗能够创造一个与现实生活相隔离的环境，来访者可以摆脱现实生活中那些能够引发强烈情绪反应的刺激因素，使之在一个不受干扰的舒适“容器”中疗愈自

---

① 李鸣. 创伤后应激障碍研究现状 [J]. 焦虑世界，2010（4）.

己的伤痛。同时，来访者也能不断觉察、探索自己，促进自身的成长。

沙盘治疗的设置和作用机制也为隔离阻断技术的实施营造了条件，实现来访者当下的情绪与环境的连接达到某种程度的阻断。通过这种阻断，来访者能够摆脱现实环境的干扰，将注意力集中到自身，觉察到异常的心理状态，并在一种轻松、安全的状态下进入治疗的环境和氛围。

在沙盘治疗中，即使来访者表达是对经历过的创伤事件的重现，跟二次创伤则不是一回事。沙盘呈现的是其内心世界的需要，这种需要是创伤事件对来访者的情绪产生作用和影响后的心理状态，已不是创伤事件本身。此时这个内在世界的图画也不是原来创伤事件场景的图画。当来访者把内在图画投射到沙盘中，内在的心理图画就变成外在的心理图画。作为内在心理图画存在的时候，当事人总是会产生一些联想，无数次复制创伤事件并体验痛苦，其本人隔离阻断不了事件与情绪的连接，但这种连接对情绪的影响却时时存在。沙盘治疗中，一旦内在的情绪、情结作为实物状态投射到沙盘的时候，来访者以旁观者的角度来审视自己的内在世界，就能清醒地觉察到内在世界的异常。当内心世界的状态转移到沙盘上来，通过沙盘的投射表达实现了内外世界的连接，创伤事件及相关因素就没法强行闯入来访者的内在世界，这样就把创伤事件与内在世界阻断开了。当事人可以自由地在内在、外在心理图画之间转换、体验和觉察，避开对原来创伤事件本身的体验。这就是沙盘治疗在治疗关系上形成的界限特征及作用过程。建立了这个界限，沙盘的呈现只是当下的一种需要，只能在这个场景中进行体验和讨论，也就把当下与过去、未来的连接阻断挡在了沙盘之外。

隔离阻断技术的运用是沙盘治疗的一个优势，比传统的谈话咨询及治疗更易进入状态。谈话咨询与治疗要求来访者必须尽可能详细、准确地描述再现发生创伤事件的情境，才能运用心理技术进行治疗，这样很可能会让他们再度经历一次创伤体验，甚至形成二次伤害。何况，对于语言前的创伤性事件来说，来访者是无法用语言回忆和描述的。

隔离阻断的具体操作方法贯穿于沙盘治疗的全过程。具体来说，沙盘治疗师在进行治疗时，应把握以下几点：①治疗前，要淡化自身的专家角色，尽可能避开来访者对自己的关注，令其进入并接纳沙盘治疗室的环境，并尽快与沙盘元素建立连接。②介绍沙盘治疗规则的时候，尽量用简短的语言让来访者明白如何制作沙盘作品，不做任何设置和诱导，使其不加思考地进入作品创作中去。③在制作和体验、修改沙盘作品的过程中，要全身心关注来访者动作的变化和情绪的反应。如果发现来访者特别关注某一物件或停留在某一局部时间过长，或对某个玩具或局部构图出现情绪反应时，应通过提问、提醒、催促等方式进行阻断。但要注意，不要用生硬的方式进行阻断和转移，应采用委婉的方式进行提醒。如“找不到你需要的玩具，可以用你自己明白的其他玩具代替”“需要我的帮助时，可以告诉我”等，甚至可以用毫不相关的话题让来访者感觉还有别的事情需要关注、别的任务需要完成，从而助其从某种情绪体验中摆脱出来。④沙盘描述是使用隔离阻断技术过程中特别重要的阶段。在来访者讲述每个玩具的存在意义和沙盘构图内容时，要让来访者停留在感觉层面，即感觉器官对事物的直接反应，而不与任何情绪、情感以及个人生活经历、生活角色、现实生活建立联系。这就是很多教科书上说的“停留在沙盘上”，而“不与来访者和现实连接”。当来访者与某种事物建立联系或处在某种情绪中的时候，他们的分析判断能力和觉察力就会变得狭窄、偏颇、迟钝。因此，在该阶段治疗师需要明白并确认投射、表达的内容及主题，为寻找焦点做准备。若来访者提前进行了情绪体验，就会干扰到后面对焦点问题的客观觉察和发现。⑤进入讨论阶段，要允许并且适时鼓励来访者与情绪和个人进行连接，但要局限于确认的焦点问题。如果来访者在浅层主题或并非当下需要解决的重点问题上有过度的情绪反应，应通过转移关注的方式进行阻断，并把讨论话题拉回需要解决的重点问题上来。通常，一个沙盘作品可能会呈现出多个主题或隐喻，要把握好这样一个原则：一次沙盘只解决一个焦点问题，要在确定的焦点问题上下功夫，不能被不作为讨论的焦点问题所干扰，否则会影响针对性、目标性的治疗。⑥结束阶段，要让来访者回到对沙盘作品本身的体验上，留住图像记忆，让感觉后像继续起作用。

二、自我觉察技术——发现问题的过程

来访者完成沙盘作品后，沙盘图形本身以及他们在制作过程中传递出来的动作、情绪以及他们自己命名的沙盘主题等信息，共同完成了来访者内在心理世界的呈现，来访者的“问题”也隐藏在其中。但要发现这些问题并深入探索，就要通过一定方式启发来访者自己发现和探索。沙盘治疗中，觉察技术就具有这种功能。

沙盘治疗的觉察技术跟完形治疗中强调的觉察不一样。完形治疗中的觉察一般指向自身的觉察，即个体对自身内在的觉察；沙盘治疗中的觉察虽然也是自我的探索，但由于沙盘治疗界限特征和投射原理的特殊性，来访者在启动和进入觉察的时候，是以一个旁观者的身份对自己制作的沙盘图形进行觉察。这种觉察和探索进行到一定程度，也肯会与自身进行连接，但大部分时间和内容是客观地对外显的内在世界的觉察，是停留在感觉层面上的对沙盘呈现内容的觉察。

沙盘治疗的自我觉察技术的具体操作方法如下：

首先，治疗师根据来访者沙盘作品的主题以及他们在制作过程中的动作、行为、身体语言、情绪变化和语言描述等信息，将沙盘构图信息与现实生活进行对比，分析判断来访者与相对应的生活常态模式的差别。凡是沙盘过程中体现的信息与生活常态模式有差异或矛盾的地方，就是需要探索的关键问题。

然后，治疗师要把觉察发现的问题反馈给来访者，令其启动自己的

觉察。这里仍然强调要让来访者的觉察停留在感觉层面上，而不能进入情绪状态。否则，就有可能使来访者暂时脱离治疗环境，又回到现实生活模式。现实模式下的讨论只能是意识层面的推理判断，解决不了心理层面的问题。此时，治疗师的催化促进作用就是要掌控这种局面，提醒来访者以感觉的方式觉察问题。由于来访者是以旁观者的身份和角度进行观察和对比，会较容易地发现沙盘呈现内容的异常，从而对自己的问题得以觉察，为下一步的深入探索锁定目标。

运用自我觉察技术时，治疗师需要注意以下几个问题：一是要保持自己内心清净，排除一切可能的预设、假定、猜想及期待，完全以客观的感觉来做觉察。同时，要杜绝一切与沙盘治疗无关的干扰，全身心投入到当下的沙盘工作中来。二是要及时识别自己的移情和投射。在来访者描述沙盘前，就对他们的沙盘作品做出自己的理解。这时的理解是治疗师个人的投射。当来访者通过沙盘描述和概括主题透露了自己投射的信息后，治疗师要放下对沙盘的主观理解，转而完全认同和进入来访者对沙盘的解读。否则，治疗师可能因为自己的移情而失去对事物判断的准确性，导致不能准确及时地抓住来访者呈现的焦点问题。三是在觉察过程中，治疗师要把自己的觉察传递给来访者，确认或进一步促进对方的觉察，而不能直接“点题”“定性”“贴标签”和“下结论”。启动来访者觉察的过程，也是启动来访者自身力量疗愈的过程。如果治疗师把问题说明白了，来访者虽然能发现自己的问题，却也会失去以一己之力解决问题的机会。

三、聚焦放大技术——抓住重点、深入觉察

通过觉察技术，治疗师与来访者可以找到需要解决的心理异常问题。这些问题并不是单一存在的，往往会探到多个“地雷”。治疗师无法帮来访者一下子把所有问题都解决，也没有必要这么做。如果把这些呈现

的问题作为需要解决的矛盾对待，根据辩证唯物主义的矛盾法则，就要善于抓住主要矛盾。毛泽东同志在其重要著作《矛盾论》中指出："在复杂的事物发展过程中，有许多矛盾存在，其中必有一种是主要的矛盾，由于它的存在和发展规定影响着其他矛盾的存在和发展。""任何过程如果有多数矛盾存在，其中必定有一种是主要的，起着领导决定的作用，其他则处于次要和服从的地位。因此，研究任何过程中如果是存在两个以上矛盾的复杂过程的话，就要用全力找出它的主要矛盾。抓住了这个主要矛盾，一切问题就迎刃而解了。"用该原理分析和处理沙盘中呈现的问题，再贴切不过了。我们找准需要重点解决的关键性问题，即主要矛盾，其他问题可能就迎刃而解了。

那么在沙盘治疗中怎样抓主要矛盾呢？肯定不能仰仗治疗师的主观感觉，而要落实到来访者和其呈现的问题上来。治疗师可以通过自己的觉察，以"探地雷"的方式观察来访者的反应，一般而言，需要重点解决的问题比较容易引发来访者情绪强烈的体验和反应；同时还可以通过与主题的对应，确认重点需要解决的问题。因为来访者通过概括确定的沙盘主题虽有可能不是最终问题，只是浅层表象的问题，却一定与最终的关键问题关系密切。"探地雷"的过程中，同样强调治疗师不能以自己的移情和投射控制来访者。

锁定主要矛盾后，该如何进行聚焦放大？就是通过沙盘讨论让来访者回答并解释焦点问题，进一步促进他们的觉察和发现。通过问话与来访者进行焦点问题的讨论，表面看是治疗师跟来访者之间的沟通，实际上是发生在来访者内心世界的自己跟自己的辩论。问话讨论的过程中，来访者可能一开始还坚持认为自己呈现的焦点问题是合理的存在，但随着讨论与觉察的深入，特别是一旦与现实原则进行对比，他们可能会突然有所领悟，觉察到自己"为什么会这样"。凡是焦点问题都是在现实中没法找到存在理由或不能自圆其说的问题，来访者就把会自己逼进死角。产生这样的质疑后，他们会进一步启动自己的觉察，逐渐清醒地认识到自己的“与众不同”，发现自己的“错误观念”和“错误的行为模式”，认知就会有所改变或有了改变的可能，疗愈也就开始了。

此外，需要注意一个很重要的问题：聚焦放大觉察的推进是递进式的。要从感觉层面和直观呈现入手，感觉到的问题可能是直观的，但不一定是最终的问题，很多情况下是浮在表面的问题，还有一个或更多深层次的问题。递进的过程中，注意不要让来访者停留在某个层面进行过度的情绪体验，否则会阻碍觉察向深入的方向发展。只有到达问题的本质和核心时，才可以让来访者做充分的情绪体验。

治疗师将主观觉察到的问题传递给来访者，启动对方的自我觉察和疗愈，是沙盘治疗中治疗师催化促进作用的重要体现和实现途径。如果没有治疗师的聚焦提示，来访者可能对自己的行为模式、表现方式习以为常、熟视无睹，永远不会发现异常问题在哪里。

四、连接技术——实现客观世界与自身的连接

连接技术就是在觉察到焦点问题或抓住主要矛盾，需要进一步探索挖掘时，促进来访者“对号入座”，与自己的日常行为模式相联系，目的是进一步使之关注问题与自身的关系，即实现沙盘和来访者多方面的连接。通常情况下，这种连接是在来访者自觉或不自觉中进行的。有时候，某些来访者需要经过治疗师的提醒才能进行连接。这里存在多方面的原因，比如来访者完全沉入对沙盘的客观感受中，忘了自己来访者的身份；来访者对治疗有阻抗情绪，不愿正视自己的问题或不想改变目前的状态；错误观念对来访者的影响太深，以至确实无法分清正常与非正常的表现，等等。

如果来访者不能主动进行连接并需要提醒时，治疗师可以运用连接技术中催化促进技巧进行这样的问话：“你想一想这种表现方式与你自己

日常生活中的表现方式有什么关系？”也可以用半封闭式的提问提醒来访者：“请说一下现实生活中类似这样的情况！”这样，来访者就会立即进入一种自我连接状态。然后，可以鼓励他们列举出更多这样的生活事例，进行反复觉察。

需要特别注意的是，连接技术必须使用在觉察和聚焦放大之后。如果在这些步骤之前进行连接，就是让来访者又回到了生活状态，而不是在治疗环境中。

五、超越技术——焦点短程的治疗

超越技术是沙盘治疗中非常重要的技术，是来访者觉察并领悟自己的问题后对改变方式的创造性选择及实施。

超越技术遵循的哲学原理是直接矛盾只有对立的两方，没有多方。无论多么尖锐对立的矛盾，一旦有第三方加入，矛盾就会缓解或消失。

沙盘治疗中，沙盘图形呈现的心理冲突需要解决，较好的方法就是通过超越技术使心理矛盾得以转化、化解。具体操作方法就是针对沙盘呈现并已被觉察到的矛盾冲突，让来访者选择加入一个第三方的玩具或一种概念，打破双方的对立或减轻对立冲突的强度。这里说的“加入一种概念”是指某种解决问题的思路，不而是一种实物玩具，如被攻击者可以选择接纳攻击者，跟攻击者沟通和解或放弃抵抗。

下面借助一个具体案例对超越技术的使用进行说明。

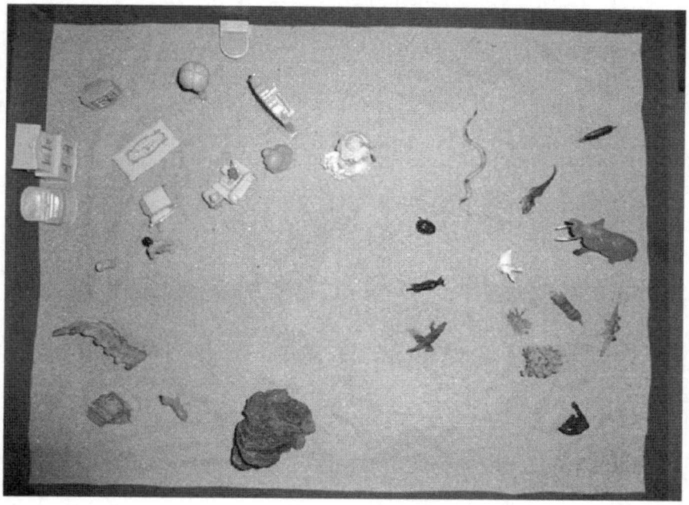

图 7-1　沙盘作品“被围剿的兔子”

该案例的来访者是一个 14 岁的初中女生。从沙盘作品可以看出，一只兔子被一群毒虫、猛兽围在中间。该女生说兔子就是自己。姑且略去觉察和连接等过程，当令她试图想办法让这只兔子脱离险境时，她思考了几分钟，最后选择让大象加入。她解释说，“大象和兔子都是温顺的动物，可以成为朋友。这些猛兽虽然凶恶，但大象不怕它们，‘我’（兔子）可以跳到大象背上平安地逃离这些野兽，就没有危险了。”当她发现这种解决问题的方式后，脸上露出了轻松、愉快的微笑。这是一个对环境恐惧的来访者。做过这次沙盘治疗后，其母反馈说孩子的恐惧感消失了。再回到此案例的沙盘图形上，毒虫、猛兽和兔子是对立的双方，而大象是第三方，随着它的加入，危险和矛盾得以化解。这就是超越！

针对某一个问题，超越的方式多种多样。借用心理防御的内容看，常用的超越技术有回避、升华、替代、合理化、压抑，等等。超越方式的选择，与来访者的觉察、领悟和创造力、认知能力及心理承受力等多种因素有关。我们不能评判哪种超越方式是好或者不好的，只要来访者感到借助它自己找到了解决问题的方式，就是最合适的。

超越技术的应用使沙盘治疗能够把焦点问题解决在单次的治疗之内，使长程治疗可以分解为焦点短程的单元治疗，这样可以有效避免来访者面对已觉察的问题和心灵伤痕离开本次治疗，而形成二次伤害；同时也增强了沙盘治疗的针对性和实效性。

六、两极整合技术——深入的自我探索

两极整合技术是人格侧面整合的技术。使用两极整合技术就会涉及人格层面。前文谈到，一般的情绪问题可以使用心理咨询的方式，而涉及人格层面的问题要采用治疗的方式。沙盘治疗之所以能够起作用，是因为它有能够进入人格层面的技术。

两极整合技术能够深入人格层面，通过人格层面的觉察让来访者觉察到自己的问题并进行整合，借以达到两极整合技术的效果。

现实生活中，有些人的行为和思维方式重复着一种模式，不同的刺激事件会以一种固定的应对模式呈现出来，形成自己鲜明的个性特征。比如在公众场所，有人听到别人发表了跟自己不一致的观点，就认为对方是针对自己，是跟自己过不去，是瞧不起自己；或是听到别人议论某件事情，明知与自己无关，也没有指向自己，但还是担心别人会说自己的坏话，等等。还有一种现象，有些人面对趋避冲突时总处于矛盾纠结中不能自拔，且无论遇到什么问题，都会出现选择困难，内心世界不断纠结、冲突，因此而错失机会，之后又追悔莫及。这些问题可能都来自人格层面。沙盘中，人格层面的冲突常会呈现为表面现象的焦点，甚至是多极冲突。

两极整合技术在沙盘中如何操作？一般来说，分为以下几个步骤：

首先，找到两极。通常，一个沙盘作品围绕一个主题在不同区域分布着不同细节，而这些区域又有各自的主题。在分主题中，如果小主题

之间出现矛盾、冲突，就是两极或多极。比如有的沙盘作品会出现一个区域是春暖花开的场景，代表自己向往的地方；另一区域天寒地冻，代表压力很大的现实环境；有的还会出现当下的环境和未来的环境等，也常是多极的冲突。我们要在沙盘构图上找到这些极，再和来访者分析它们意味着什么、其存在的意义又是什么。

接下来，分析这些极之间的关系，是否存在冲突，这就找到了矛盾的焦点。

最后，让两极或多极建立连接和对话，分析它们存在的意义，并诠释在现实中多极同时存在的不可能性。比如一个人同时出现在过去、现在和未来，或同时出现在理想和现实中，这是不可能的，是一种异常。我们可以确定这是后面需要通过对话交流催化解决的问题。

要让来访者用自己的方式整合融化多极的冲突，比如一个人做的同一个沙盘中有很多自己，包括小时候的“我”、现在的“我”、过去的“我”、未来的“我”、理想中的“我”、现实的“我”。要让来访者觉察到现实中多种状态同时存在的不可能性，然后让他们还原到生活真实的样子，用互换背景的方式进行多种体验，让他们找到当下最需要的存在状态，并体验这种状态。这是一种自我觉察、自我体验。来访者这样做的时候，往往会发现原来“我”在生活中的选择没有这么复杂，在沙盘中完全可以为自己的命运负责，做出选择后保留一个真实的自己。再进入视像化角色体验的时候，他们就会觉察到当下的体验是愉快的，是可以接受的，并且是真实的。这样就会改变原来一些固有的思路和选择方式。

当涉及人格侧面的整合，两极整合技术要运用多次才能达到应有的效果。所以，关于人格方面的成长，不管是团体沙盘还是个体沙盘，都要做多次。每次沙盘体验都呈现出当下状态的多极冲突，不断地解决这些问题，慢慢地进行调整。

运用两极整合原理，还可以结合心理学的趋避冲突理论，探索解决现实问题的方法。在一定情况下，人们的内心世界出现矛盾纠结，大多是因为对利弊的选择不确定造成的。比如关于工作岗位的选择，某个岗位收入高但需要到外地工作；另一个岗位收入低，但就守在家门口，那么很自然就形成“趋避”冲突。如果把收入和照顾家庭分别视为前景和后景，注重前者的话，后者就成为背景，反之亦然。在沙盘治疗中，来访者可以在创建的沙盘世界充分、反复地体验前景、背景的转换给自己带来的不同感受，从而找到自己真正的内在需要。

七、视像化技术——进入内在心理世界的快速通道

视像化本是表演艺术中演员扮演某个角色时，为尽快进入角色而进行的角色状态情景体验。体验角色是通过想象力，即个体对自己的知觉能力来实现的。

首先，表演者把要扮演的角色作为体验目标（目标角色），根据目标角色所处的历史年代、个体成长和当下存在的环境，进行充分的体验和理解，再通过想象力有意识地从旁观者的角度窥探自己的心灵，并把在那里看到的形象和情景识记下来。一般情况下，这些情景和形象并不能为理智完全理解，但可以被心灵作为一个整体来体验和逐步领悟。

其次，在视像化体验的过程中，意识和思维还能扩展，觉察到一个自己未知的侧面或者领域。这种现象就像看一个六面体，不仅看到直观的三个面，还能通过已知的三个面的信息，经过积极想象觉知它的全部六个面。最后，让现实角色与看到自己心灵世界的对话，带着新的发现回到现实生活中。

拍摄电影时，我们会看到这样的场面：导演介绍完一场戏的剧情后，演员会边表演边自言自语地酝酿情绪，渐渐有了“戏”的感觉，就完全忘记自己的存在而进入角色状态，就像穿越一般进入了另一个时空和情

景、情绪。这个过程就是视像化过程。

沙盘治疗作为一种表达性、投射性心理治疗方法，表达性角色体验的规律同样在治疗过程中起作用，并且具有重要意义。在沙盘治疗中，来访者一旦在沙盘图景中找到自己，就可以充分体验在此情境中自己所对应的角色，不仅可以觉察到情景中自己的异常，还能体验到在这种异常情况下应承担和正在承担的痛苦，从而产生改变的愿望。

更具有积极意义的治疗是，在使用超越技术或两极整合技术时，来访者可以在改变的场景中实现自己所希望、期待的理想状态，可以通过视像化技术充分体验在已改变的、新的情景中，那种轻松、愉悦、充满力量的涌动，从而强化改变的观念，增强改变的意志力，促进整合疗愈，并把这种改变移植到现实生活中。

第八章　沙盘治疗的类型和作用

根据不同的使用范围和使用目的，沙盘治疗可分为几种不同类型。需要说明的是，这种分类是从讲解和分析的角度考虑的，在沙盘治疗实践中并没有严格的分类，一般情况下是相互交织地运用。

一、个体沙盘治疗与团体沙盘治疗

个体沙盘是在治疗师的参与下，为来访者独自做的沙盘治疗，这是沙盘治疗中最普通、经常使用的一种类型。基本设置是在治疗室内，治疗师与来访者合作配合，一对一进行治疗。前文所述都是基于个体沙盘展开的，此处不再赘述，重点讲一讲团体沙盘治疗。

团体沙盘治疗是指两人以上共同进行的沙盘治疗活动，包括一般（普通）团体沙盘治疗、特殊团体沙盘治疗、家庭沙盘治疗、亲子沙盘治疗、夫妻沙盘治疗，等等。一般情况下，团体沙盘治疗以 3~8 人为宜，也可增至 10 人，甚至更多。

团体沙盘治疗的作用主要体现在有关人际的议题上，具体表现在以下几方面：

第一，展现团体成员的个性心理特征。个性心理特征是指个体在社会活动中表现出来的比较稳定的能力、气质、性格等特点。在沙盘治疗中处处彰显着成员们的个性心理特征。进行团体治疗时，有的成员会做出急于沟通的行为或表现得较冲动，有的在观察、回避，有的则对团队表现得漠不关心、波澜不惊。在团体沙盘制作过程中，有的成员会关注前面队员的活动；有的无所事事地排队等待；有的会盯着沙盘上的构图，思考自己应在什么位置上摆放玩具；有的盯着玩具架寻找自己喜爱的玩具；有的关注玩具却又兼顾沙盘构图。形成共同的沙盘作品时，有的成员掌控欲较强，总喜欢按照自己构想构图，当别的成员的摆放影响自己的构图目标实现时，会毫不妥协地遵循自己的意图进行修改。而有的成员总是跟在别人后面走，处处成全他人的好事：别人挖河他搭桥，别人修路他放车，等等。挑选玩具时，有的胸有成竹，拿到玩具立即放到沙盘中，很顺利地完成自己的动作；有的选定自己喜欢的玩具后，却在沙盘上找不到合适的地方摆放，只好另选玩具，等等。如此种种表现把个体的个性心理特征表现得清清楚楚。

第二，比较真实地呈现成员的人际关系互动模式。现实生活中，一个人会因为角色、道德意识、安全需要等原因，压抑自己真实的人际互动模式，表现为违心地服从、谦让、回避，或是以故意夸大、伪装等方式应付人际关系。但是，团体沙盘互动是把自己的心理欲望通过玩具投射在沙盘上，不直接指向团队中的某个人，在某种程度上刻意放弃一些本能的压抑，使自己的人际互动表现得更真实。可以按照个人的意图完成自己的创作，可以与其他成员配合完成，当然，也可以不配合。讨论发言时，一般也是针对沙盘图形上的具体物件或构图现象，而不是具体的团队成员，所以大家的表达无须太多顾虑，人际沟通模式得以较真实地表现出来。现实生活中，一个人的性格、能力和人际互动模式可能要经过很长时间，经过许多事情的观察才能被别人认识到，但在团体沙盘治疗短短的几次互动中，就能被发现和认识到。所以，通过团体沙盘识别个人的心理特征和人际模式特点，是比较快捷有效的。

第三，有效地整合团队。在团体沙盘治疗中，成员各自的心理能量和智慧会对整个团体产生影响和发挥作用。治疗团体的建立提供了成员间建立关系和发展沟通的多元机会，彼此能够相互学习、发展自我觉察、促进自我探索、培养大家了解接纳别人和被人理解接纳的能力。这些被称为团体活动中的“疗效因子”。关于团体沙盘对团队的整合作用，Gisela De Domenico 指出：团体成员在看彼此的沙盘时，能够对其他成员的创造力表现出尊重的态度。特别是儿童，喜欢“参观”彼此的沙盘世界，评论彼此的巧妙建构。他们也会彼此协助解决建构中的困境，迫不及待地要听到别人的故事。一旦团体经验获得催化，儿童就能够自己发展出彼此互动的新方式。

以上是对团体沙盘治疗原理和作用的简单论述，关于团体沙盘治疗的理论和具体操作，后文将通过专门章节和案例进行叙述。

二、概况性沙盘和主题沙盘

一般的沙盘治疗中，无论是团体沙盘治疗还是个体沙盘治疗，都有一个步骤，即给沙盘作品命名或确定一个主题。这种先制作、再经过客观描述等过程给作品命名的沙盘治疗类型，叫作概括性沙盘治疗。这种命名是直观地或在浅层次上领悟沙盘作品后对主题的概括。而主题沙盘则是先确定一个主题并命名，再根据来访者的理解制作沙盘，进而展开沙盘治疗流程。

通过主题沙盘可以讨论及探索现实问题的解决方案，同时探索无意识层面上被本能控制的平时难以觉察到的需要。

对沙盘的主题进行概括，在不同的情况下有不同的意义。启动每个成员的创造性、想象力以及成员间的交流、协商，对共同完成的沙盘作品进行命名、概括主题，这个过程本身就是团体沙盘的一个内在的治疗过程。起初，每个成员会按照自己的理解为沙盘命名，这时展现的是个体的意志。随着沟通、讨论的深入，团体就会逐渐对个别人的命名表现出接纳和认同。在这一过程中，各成员有对自己在团队中的作用和所做贡献的重新认识，也有对别人的尊重和所起作用的重新认识。同时，成员也会对自己的人际互动方式、认知观念进行觉察，并做出坚持或主动放弃、修改的选择。然后，大家的认同集中在一个较窄的主题上，团体意识逐渐增强，大部分成员不再坚持自己的意见，转而服从团体的意志，并能根据达成共识的主题体验团队的合作和自己所做的贡献。成员间的沟通、接纳水平随之提高，彼此间的关系更加密切。所以，在团体沙盘治疗中，概括主题的过程本身就是团队整合的过程，具有较强的治疗作用。

在个体沙盘治疗中，对已完成沙盘作品的主题进行概括具有另外的意义。首先，它是对已完成作品的初步觉察和确认。来访者对作品主题的概括往往是直观的，凝聚了自己对某种心理需要的期待，这种意义为治疗师更好地理解来访者，打开了一扇窗口。其次，概括的主题为针对隐喻的探索提供了起点和参照物。围绕着这一主题，治疗师与来访者针对具体的沙盘图像结构进行分析探索。遵循现实生活的逻辑关系，沙盘图形的构成要素须与主题相吻合、相照应，如果构成要素、图形结构与主题发生矛盾，那么隐喻的问题也就呈现了出来。比如一个概括主题为快乐的家庭，却缺少家庭成员，或是沙盘图形表现的故事没有快乐的成分，那么就有必要讨论一下为什么会出现这种情况。如果来访者坚信这样是幸福的、快乐的，治疗师可以提醒他对照一下现实生活中人们通常认为幸福的家庭是什么样的，在觉察别人情况的同时，或许他就自然连接到自己的家庭状态以及与其他常态家庭是否存在不同。用这种方式催化来访者的觉察，对方就会觉察到自己的异常。往往会出现这样的情况，即隐喻的真正问题与主题往往是相反和背离的，幸福快乐的主题下，常常隐含着不幸福、不快乐的因素。如果没有主题作为起点和参照物，那么针对隐喻深处的觉察探索可能就没有目标和线索，也无法与现实常态进行参照对比。基于这一点考虑，来访者在概括沙盘作品的主题时，尽量不要使用中性词，如仅仅说“家庭”，要尽量选择带有感情色彩和倾向性的词语。如果来访者的命名是“家庭”，治疗师可以继续提问“是什么样的家庭”，等等。其三，概括主题能强化来访者对自身状态和已觉察问题的认识，为整合和改变提供了动力。主题往往是心理需求的直接表达，而隐喻的主题又往往是对直接概括主题的背叛和挑战。二者是两个极端，是对立、矛盾的。一旦发现这一现象，要通过面质的问话方式进行催化，促进来访者的觉察和矛盾的解决。其四，主题让个体与客观沙盘的连接成为可能。沙盘图形虽是来访者内在的投射和外显，却是以客观实物模型和构图间接表的内心世界，通过主题概括和进一步分析觉察，来访者自然会把沙盘—主题—自己的现实生活这三者联系起来，使主观—客观的连接成为一种可能。

如果说概括性沙盘治疗是总结主题思想，启动主题走向隐喻探索的话，主题沙盘治疗就是命题作文。在有些心理学的教科书中，主题沙盘也叫指导性沙盘。

主题沙盘的作用是能够有针对性地进行治疗，把来访者需要解决的问题聚焦在一个主题上，令其能够集中觉察个人内心世界的冲突并探索问题的根源，进而增强沙盘治疗的针对性、提高治疗效率。同时，主题沙盘治疗能够较好地将结构性技术，如焦点解决技术介入调整到治疗的过程中，拓宽沙盘治疗技术的视野，令其与其他技术紧密融合。

主题沙盘治疗的主题源自来访者自身的需求，或是个人描述性的诉求，或是沙盘作品的呈现，而非治疗师的主观臆断。因此，主题沙盘治疗不是治疗师对来访者的控制和诱导，令其写下“命题作文”，而是倾向于将来访者需要重点解决的问题聚焦放大，较之局部聚焦放大，它更为专注、具体、深入、具有针对性。实际上，它是把来访者已经呈现的治疗议题做单独的处理。再者，主题沙盘治疗还能通过沙盘媒介启动治疗师与来访者对一些现实纠结问题的讨论。

主题沙盘治疗的引入一般发生在这样几种情况下：①初次来访，来访者向治疗师描述自己的痛苦和急需解决的现实问题；②经过一次沙盘治疗后，呈现的问题比较清晰了，确定了需要重点解决的议题；③经过几次沙盘治疗后，来访者存在回避、防御的问题，令治疗停滞不前；④现实问题需要展开多方向、多维度的觉察讨论。

主题沙盘治疗的指导语是启动治疗的开始，与日常沙盘治疗有所不同，需要根据来访者治疗主题的具体内容进行表达，以便来访者以明确主题为目标。要尽量减少指导的内容，以免有控制、诱导之嫌。下面，举例介绍主题沙盘治疗的指导语，以便于读者多方面进行体验和练习。

例一：对于一个在人际关系方面存在问题的白领，可以给予这样的指导："用沙盘摆一个场景，表示一下你每天进入与同事工作或生活状态时的情况，以及自己的感觉。"

例二：对于一个经历父母离异的青少年，可以使用这样指导语："请在沙盘里摆出两种场景，一边是父母离异前的世界，另一边是离异后的世界。"

主题沙盘是非常具有挑战性的治疗类型，需要治疗师具有较高的治疗技能、丰富的治疗经验和心理学理论知识积累。运用得当，主题沙盘治疗的效果将是非常明显的。

三、诊断沙盘和治疗沙盘

诊断沙盘就是通过沙盘制作、语言描述及沙盘图像的呈现，对照现实原则，找到来访者自身存在的焦点问题。治疗师和来访者共同觉察探索焦点问题与内在心理需要的关系，催化促进来访者通过沙盘的呈现找到产生心理问题的症结和原因，进而解决这些问题。所谓沙盘诊断，就是找到并探索隐藏在焦点问题背后的成因，而不是通过沙盘的呈现为来访者贴上诸如焦虑症、恐惧症、人格障碍等诊断学的名词标签。沙盘治疗中，如果给来访者“确诊”，就相当于心理暗示，不仅不能解决来访者的问题，还会因强化和诱导加重这些问题。事实上，同为恐惧症、焦虑症，成因也是不同的。沙盘治疗的目的是要找到问题的成因，而不是诊断病症。在这个问题上，许多沙盘治疗师走入了误区，必须加以澄清和纠正。

进行沙盘治疗时，通过来访者在制作沙盘作品中透露出的信息以及最后的成品呈现，寻找来访者背离现实常态的异常点，进一步觉察探索找到原因和改变的方法，这才是沙盘诊断的目标，绝不能把诊断目标等同于确诊具体病症。

沙盘治疗的实践中，常会遇到来访者或来访者监护人提出这样的问题：“我有什么问题”或是“他是什么问题”。这里的“什么问题”问的不是原因，而是症状。作为合格的治疗师，是不应该以贴标签的方式给来访者下结论的。对心理问题的探索，往往要经过多次沙盘诊断，逐步向深处挖掘。许多心理问题的症结会隐藏得很深，因而沙盘治疗原理中突出强调对心理问题的觉察是递进式的。同时要明确，隐喻的心理问题的根本原因最终要靠来访者自己觉察，而不是治疗师的判断。

需要指出的是，治疗沙盘和诊断沙盘是紧密相连、不可分割的，诊断沙盘包含在沙盘治疗的过程中。沙盘诊断不是目标，也不是终点，只是发现、觉察并找到问题症结，而且觉察问题本身就是治疗。治疗沙盘则是诊断后的发展和深化。

四、自我觉察沙盘和个人成长沙盘

由于沙盘疗法的治疗关系建立在来访者和沙盘元素之间，而非来访者与治疗师之间，这就打破了传统的、固有的治疗关系模式。只要简单掌握沙盘治疗的基本原理，即便没有治疗师，体验者个体也可以做沙盘，亦能达到自我觉察、自我疗愈的目的。综合取向沙盘治疗的界限特征，直接投射、间接表达的原理，隔离阻断技术、视像化技术的应用以及从“三个方面”“一个标准”客观确认焦点的方法，都为个人运用沙盘进行觉察成长提供了技术支持。个人运用沙盘疗法实现自我觉察和个人成长常用的方式有两种：自我觉察和个人成长。

自我觉察沙盘是在没有治疗师的参与下，体验者独自进行的沙盘体验。操作步骤和有治疗师在场差不多。首先，按照自己的需要选择玩具制作沙盘；沙盘作品完成后，进行体验和修改；接下来是描述沙盘，因为没有治疗师，只是自己根据沙盘图形进行构图的自我领悟和确认，包括命名主题等。后面的步骤就有较大差别了。寻找焦点的环节，体验者要根据投射表达和自我领悟的信息，与现实原则进行对比。因为此时体验者已经跳出内在图画，是作为旁观者来觉察理解自己内在投射成为外显的沙盘世界，构图中出现的与现实生活原则不符的异常现象也能被自己觉察到。由于是体验者对自己投射表达的觉察，也就省略了治疗师的投射表达与来访者的投射表达做对比的环节（焦点确认），从而直接确认自己的焦点问题。确认后，也可以进行自我催化，觉察自身为什么会有这种表达、为什么会有这种需要、为什么会出现这种矛盾的冲突等。觉察探索的过程中，体验者也会自然而然地把自己在现实生活中的一些类似现象与当下沙盘中呈现的问题做连接，从而进一步确认内心世界存在的矛盾冲突和行为模式的关系。进入超越阶段，在自我催化下，体验者可以积极主动地找到解决问题的方法。然后自然而然地进入视像化体验的环节，在没有任何干扰的情况下，充分体验已发生改变的状态。在没有治疗师的参与下，体验者作为来访者跟沙盘元素建立咨询关系，实现自我觉察、自我疗愈，这是其他的心理学技术很难做到的，也是沙盘治疗独具的优势。

自我觉察体验的过程即是自我疗愈的过程，也是个体成长的过程。

个人体验者可以进行连续多次的沙盘体验，对每次体验觉察到的问题进行新的发现，并对焦点问题和解决问题的方法进行总结，进一步加强自我领悟。这样就能促进自身的成长。不妨这样理解：单次的个人沙盘体验，其意义和作用重在觉察自己、解决问题方面；连续性的个人沙盘体验，则能够促进个人的成长。在经历一段时间的个人沙盘体验后，体验者也可以寻找有经验的沙盘治疗师为自己的个人沙盘成长过程做督导，这样会加快自我成长的进程。有条件者也可以在自我觉察、自我成长的过程中，再参加一些团体沙盘活动，把自我觉察、自我成长和人际的觉察、整合结合起来，这样就能达到事半功倍的效果。

五、初始沙盘和连续沙盘

关于初始沙盘的概念，争议颇多。有人认为个案首次做的沙盘是初始沙盘，还有人认为个案初次接触沙盘做的几个作品都可视为初始沙盘。在这里不妨统一一下说法，我们在后面的讨论中认定个案做的第一个沙盘是初始沙盘，之后做的沙盘，包括长程沙盘中断一段时间后重新开始做的，都不是初始沙盘。

对于初始沙盘的意义也有不同的认识。有人认为初始沙盘会过度体现来访者“意识”控制的成分，不能体现“心灵深处”的真实或无意识的本来面目，因此没有多少参考价值，甚至认为它是表演性、掩饰性的沙盘。也有人认为初始沙盘能体现来访者心灵深处的秘密或无意识的本来面目，因为来访者并不了解沙盘治疗的原理和作用，是一种完全自然的内心展示。笔者倾向后一种观点。

综合取向沙盘治疗不注重沙盘的连续性，因为每次沙盘案例都会呈现和解决当下的焦点问题，解决的可能就是来访者人生经历中的某个情结。情结与情结之间不一定有关联性，所以没必要从沙盘的连续性上考察治疗进程。如果是评估个案成长状态，则可以关注沙盘的连续性。

事实上，我们说沙盘治疗是一种表达性、投射性的心理治疗技术，一般情况下，它表达、投射的是不为自身所觉察的“心灵内在”和“人际议题”，并且它不是语言的直接表达，而是通过沙盘媒介间接表达的，所呈现的图像都与制作者的成长经历有关。它是人们心灵深处被压抑或某些情结储存下来的内在图画借助沙盘媒介的外显。正所谓，心内有画，才能外显出来。反过来说，所有外显的画面都与内在图画有关，也与制作者的成长经历有关。所以，初始沙盘无论怎么做，都是来访者心灵内在图画的真实显现。如果来访者故意掩饰内心世界的真实需要，而做成某一种好的、完美的样子，则恰恰暴露了他们的防御和问题。这种掩饰很容易被有经验的沙盘治疗师识别出来，并将这种现象作为焦点问题进行讨论。

初始沙盘之所以能够真实呈现来访者的问题，是因为来访者对沙盘的未知，意识中没有任何相关的预设、暗示、引导。如果多次做过沙盘，进行过系列的沙盘治疗，来访者多多少少会对沙盘治疗有所了解，懂得一些相关的规则或规律，这样才会真正产生干扰。特别是荣格取向沙盘游戏疗法，在强调通过象征意义解读沙盘含义的情况下，来访者对象征意义了解得越多，越容易被暗示、诱导和设置。

其实有经验的沙盘治疗师会营造一种氛围，让来访者进入一种相对安全、放松的治疗状态，就像前文讨论沙盘治疗的实操技术时谈到的，运用隔离阻断技术让来访者进入治疗环境一样。

初始沙盘能够较真实地反应并呈现出来访者当下存在的、与本人成长经历有关的议题，并且这种呈现可能是多方面的。治疗师要与来访者一起探索，找到需要解决的主要矛盾和关键问题，并深入地探索下去，进一步启动来访者的觉察和整合能力，实现心理问题和整个心灵的整合、疗愈、提升，并为后续的沙盘治疗确立一个目标和方向。

连续沙盘治疗就是经历初始沙盘后所做的沙盘治疗。连续沙盘治疗与初始沙盘在呈现原理上没有本质上的区别，只不过是治疗师催化促进的重点不同而已。在连续沙盘中，来访者会因为此前的治疗而产生经验上的积累，并会以暗示、预设等形式干扰治疗，需要治疗师和来访者共同协作予以消除。

连续沙盘治疗中，治疗师要打破传统心理治疗的习惯做法，忘记所谓的经验、计划以及来访者上一次的议题和呈现的图像，放弃任何期待、预设，让心灵净场，以来访者当次的呈现催化促进其新的觉察和疗愈。前文曾提到，综合取向沙盘治疗的一个优点就是能够把长程治疗化作单元性的焦点短程治疗。上一次解决的问题尽量不要带到当下的治疗中来。如果治疗师企图把来访者呈现的问题梳理出一个线索，制定一个治疗计划，确定每次要解决的问题、最后要实现什么目标，尤其是把这些计划介绍给来访者，或在治疗中让来访者感知到相关的计划和意图，就有可能是在给对方做出某种引导和暗示。来访者可能会在“线索”和“计划”的控制下对号入座，甚至产生一些压力和焦虑，进而影响觉察和心灵的疗愈整合。同时，这样做的结果也违背了哲学规律和沙盘治疗的原理：当主要矛盾得以解决后，其他矛盾有可能上升为主要矛盾或消失，必须根据新的呈现捕捉新的主要矛盾。

第九章　个体沙盘的一般操作步骤和方法

沙盘治疗要坚持自愿的原则，务必征求来访者的意见。来访者同意进行体验，才能依照流程实施沙盘治疗工作。如果来访者没有直接要求进行体验，治疗师可以向其推荐沙盘治疗技术，并让其自行选择。当来访者对沙盘治疗有了解的愿望时，可以简单扼要地介绍一些基本原理和效果，以免这些信息影响来访者对投射信息的客观觉察和判断。如果来访者或其监护人主动介绍来访者的情况，尽量委婉地转移话题，告诉他们可以在沙盘体验中讨论这些问题。沙盘治疗之前，对于成年或青少年来访者，要介绍保密性原则；如果是儿童，则可直接进入治疗工作。

根据综合取向沙盘治疗定义的原理和实操经验，个体沙盘的操作有较为严格的设置和要求，主要有以下六个步骤：

第一步：治疗师向来访者介绍沙盘的用法和规则。一般要介绍沙盘元素的主要构成物件——玩具、沙盘、沙子，以及如何使用玩具制作沙盘。笔者通常如是介绍："这是一个盛着沙子的沙盘，这边玩具架上有很多玩具，你可以选择自己需要的玩具，在沙盘里做成你想要的图形。"这种导入式介绍词没有固定的格式，治疗师以自由交谈的方式让来访者明白怎么使用沙盘和玩具制作沙盘就可以。对于以前做过沙盘或者第二次来你这儿做沙盘治疗的来访者，可以问他：还需要给你介绍沙盘的做法吗？如果他说需要，就简单地介绍一下。如果他说不用介绍，那直接开始就可以了。

需要注意的是，对于年龄较大的青少年和成年人，如果他们对心理学和沙盘治疗没有了解，治疗师有必要对其进行一些相关知识的介绍，如沙盘治疗是一门怎样的心理治疗技术，以及它的基本原理和作用等内容。这样做的目的是消除来访者对沙盘治疗的误解和轻视，因为总会有一部分人把沙盘治疗当作普通游戏。

第二步：来访者制作沙盘。在介绍沙盘的制作方法和规则后，来访者就可以创作沙盘了。有的沙盘治疗师在来访者因为紧张不知该怎么做时，可以让他们先体验一下沙子，问一下他们对沙子的感受，以便让其放松，也是可以的，但是不能把它固定成一个步骤。

在整个创作过程中，治疗师要像来访者的影子，全身心地跟随、观察来访者。要关注他们的每一个动作、表情，并认真体验他们情绪的变化。特别要注意来访者对某个特别关注的玩具的动作及情感的变化，包括他对该玩具关注的时间、流露出的情绪、动作是快是慢，有没有犹豫不决、拿拿放放的现象等。来访者对个别玩具的格外关注往往能透露出很重要的信息。如果不是全身心关注来访者的一举一动，治疗师就会与来访者“失联”，错失捕捉重要信息的机会。这些信息往往比沙盘最后构图的呈现所透露出的信息还重要。因为制作过程中的动作和表情往往是无意识地流露，是发自本能的。它们往往是后面治疗师跟来访者交流讨论的重点。

制作沙盘的阶段，治疗师与来访者的互动要灵活机动。位置上，二者的距离不要太近，否则会使来访者有逼近的压迫感；也不要太远，使来访者感到被忽视和产生距离感。治疗师尽量跟随来访者的移动而移动，这也是一种共情和回应，不要固定在一定位置，那样会显得呆板。同时，治疗师要给来访者留出足够的移动空间，不能挡在来访者的面前，阻碍其自由移动；也不能跟在来访者背后，否则会令其有种被跟踪、被窥探的感觉，这样也不利于观察来访者的表情。制作过程中，治疗师和来访者之间保持 1~1.5 米的距离是比较适宜的。

个体沙盘治疗时，不主张对制作过程做记录，因为综合取向沙盘治疗不关注玩具和沙图的象征意义，只关注来访者的动作和情绪，记录的意义不大，相反，还可能影响治疗师对来访者制作过程异常信息的捕捉。如果治疗师全身心地关注来访者制作沙盘时的一举一动，那些重要的信息是完全可以默记在心中的。

第三步：体验和反复修改沙盘。沙盘作品完成后，治疗师要提醒来访者从不同的角度体验自己刚刚完成的沙盘图景，然后征求来访者的意见，如“还有没有需要改动的地方”。如来访者对沙盘图形做了修改调整，要让其重新体验修改后的作品，继续询问是否还需要做修改调整，直到对方表示不再修改为止。在此过程中，治疗师一定要有耐心，因为该阶段的修改意义重大。一般情况下，修改的地方都是与来访者当下心理需要有重要关联的地方，或是来访者对沙盘作品有了新的觉察和发现。改动的过程也是来访者进一步启动自身觉察、领悟和治疗的过程。治疗师要牢记来访者为中心的原则，等待他们的思考和动作完成以后再进行下一步催化，不要期待、催促来访者尽快完成修改。

第四步：描述沙盘场景和概括主题。来访者描述和介绍完成的沙盘作品，实质上是对自己心灵图像呈现的确认和再发现。说“再发现”，是因为制作沙盘的时候，来访者也许并未意识到自己为什么会选用某个玩具、为什么要如此构图，直到描述的时候才发现或确认一些玩具和构图的意义。有时可能是在构图中发现了跟制作时不同的新的意义。描述的过程，实际上也是心灵碎片整合、觉察自己、疗愈自己的过程。需要注意的是，在来访者描述沙盘作品时，要让其只停留在对沙盘构图及玩具本身意义的感觉上，即停留在感官层面，而不要让他们的情绪与现实生活建立连接。来访者一旦说到某个玩具或局部而产生情绪时，治疗师要及时转移对方的关注点，重新回到沙盘上，脱离情绪的主导。

在描述完沙盘中玩具和构图的意义后，治疗师要让来访者给自己的作品命名，即确定作品主题。再次强调，在确定主题名字时，尽量不要采用中性的题目。

第五步：讨论和探索阶段。该阶段的工作任务是对来访者在制作沙盘时暴露出来的焦点问题进行有针对性的讨论，不断催化来访者的觉察和探索焦点问题产生的原因，并找到解决的方法。切记，治疗师不能按照自己的理解和思路引领来访者发现问题、解决问题。

第六步：保留沙盘场景和议题。沙盘治疗与沙盘游戏疗法的区别之一就是沙盘拆除的方法不同。对于沙盘游戏疗法，也有专家主张保留沙盘，且不能由来访者拆除，但目前绝大多数操作还是直接拆除。而沙盘治疗主张保留沙盘，因为沙盘作品呈现了来访者的心灵图像，而且经过前面的讨论探索，来访者的心灵已被多次触动，此时他们是脆弱的。我们应尽量保留沙盘，毁坏的话很有可能对来访者造成二次创伤。内在的图像记忆以沙盘图形呈现出来，会被来访者存储在大脑中，继续保留前一阶段的讨论，像化学反应般持续下去，这就是心理学上的感觉后像原理。因此保留沙盘是合理的、必要的。保留议题就是当沙盘治疗结束后，要让来访者停留在刚刚讨论过的问题上而离开治疗室，不能再讨论与治疗主题无关的其他问题。因为一旦跑题，后续的反应就会被转换阻断而停止。同时，保留议题也是为了沙盘工作中的治疗关系不被扰乱。至于涉及后续治疗的预约或收费等问题，可以在本次沙盘治疗开始前或来访者回去后再谈及。

第十章　特殊情况下个体沙盘的应用技巧

前文谈及个体沙盘进行的六个步骤是针对成年人而言的，即一般性规定。在特殊情况下，沙盘治疗的步骤又有所不同，否则不仅没有针对性，也会降低沙盘治疗的效果，甚至会对来访者造成伤害。

沙盘治疗的基本原则是发现和解决存在于来访者身上的焦点问题，绝不是以贴标签的方式为其确诊具体病症。而且，综合取向沙盘治疗不会预先了解来访者的现实状态。因此，本章提到的症状分类只是为了讨论方便才如此表述。

下面，介绍几种常见特殊情况下的沙盘治疗方法，都是对沙盘治疗理论的灵活运用，供大家参考。

一、针对注意力不集中的少儿的沙盘技巧和方法

导致未成年人出现注意力不集中的原因很多。简单地讲，所谓注意力不集中，就是个体无法把自己的注意力停留在某个需要关注的目标上，且停留较长的时间。主要表现是小动作多、坐不住；做事三分钟热度，经常改变主意，做事虎头蛇尾；上课时精力不集中，易受环境的干扰而分散注意力；无法专心做作业，粗心大意、拖沓；对老师和父母说的话心不在焉；脾气暴躁、情绪不稳定；迷恋网络、自制力差，等等。

对于注意力不集中的未成年人，在给其做沙盘治疗的时候有特别的

设置：

第一，沙盘活动只进行到第四步，即作品完成后，让其描述沙盘上的内容就可以了。如果他们能给沙盘进行命名更好，如果无法命名也不要紧，因为通过他们描述的场景和故事，治疗师就可以接收到沙盘的主题信息。

第二，首次进行沙盘活动的时候，可以让他们自由摆放。注意力不集中的孩子在制作沙盘作品时有一个共性，就是会不停地移动或更换玩具。有时眼看着作品要完成了，他们又会拆掉，重新摆放；有时甚至会变换主题；有的还会拿着玩具在沙子上不停地划动。因而需要做这样的规范：第一次做沙盘时，允许他们自由改变，但在第二次开始之前必须与之约定，先仔细观察和思考，一旦将选定的玩具放进沙盘就不能再移动或更换，否则就要终止活动。如果他们同意就可以做沙盘，不同意就不开始。一般情况下，孩子都会同意，但在开始做的时候，却又会出现一两次违规的情况。处理方法如下：第一次违规时，治疗师要发出停止的指令。通常，很少有孩子会乖乖接受，大多会强调自己“忘记了”等理由。治疗师需要对规则进一步重申和强调，并给来访者一次机会，但必须讲明，如若再出现违反规定的情况，就一定要停止。假如在接下来进行的沙盘中，来访者不再违规，那就按流程正常推进。如果再次违规，无论孩子找何种理由，都必须坚决终止。这一点非常关键！终止沙盘活动必然会对兴趣正浓的来访者产生强烈的情绪反应，治疗师需要再次重申：“是你不遵守规则，活动才终止的。”尽管来访者的情绪会异常激动，也会对治疗师发泄不满，但这种刺激会变成启动他对自我负责、增强自我约束力的一种动力。换言之，他要想做喜欢的沙盘，就必须克服自己以前的模式。在沙盘治疗措施的催化下，来访者能够独立建立起一种新的自我心理约束机制，修改内在世界的习惯性行为反应模式。终止沙盘也是一种治疗措施，这种治疗并未因沙盘活动的结束而停止，恰恰相反，治疗才刚刚启动。实践证明，采取这样的终止措施后，来访者会发生较大的变化。如果放任少儿来访者的随意行为，反而会导致没有疗效。一般情况下，进行一至三次的治疗，至多五次，孩子注意力不集中的问题就能得到有效的缓解，甚至被较好地解决。

第三，对注意力不集中的孩子和家长要进行亲子关系方面的指导，调整他们的家庭互动模式。

二、多动抽动症状少儿沙盘的技巧和方法

注意缺陷与多动障碍（Attention deficit and hyperactivity disorder，ADHD）俗称多动症，指发生于儿童时期，与同龄儿童相比，以明显注意集中困难、注意持续时间短暂、活动过度或冲动为主要特征的一组综合征。多动症是在儿童中较为常见的一种障碍，其患病率一般报道为3%~5%，男女比例为4：1。[①] 这个症状也有一个注意力的问题。但是我们这里说的多动症与注意力不集中是有很大区别的，我们所说的“多动症”除了注意力的障碍，小动作多之外，还有明显的眨眼睛，鼓肚子、抽肚子，喉声，鼻子的吭吭声等等。前面章节我们分析心理问题成因的时候，讨论过个体遇到事件的刺激会产生情绪，情绪如果得不到及时和适当的释放，就会变成身体的动作。身体的动作有内攻击，也有外攻击行为。多动症的成因也遵循这种规律。多动症也是长期积压的情绪得不到释放而形成的一种躯体反应。一般有多动症的孩子起初都有较强的自我约束、克制、压抑的能力，但是外来的压力和刺激过于强大，或持续时间太久，突破了他们的承受极限，就会演变为躯体动作，表现为多动症。还有一种常见的症状是抽动症，与多动症有一些区别。还有一种是多动—抽动综合征。无论是抽动症，抑或多动—抽动综合征，患童会有

① 李友明，李诚主编. 学前心理学 [M]. 北京：现代教育出版社，2015：66.

一个典型的症状，就是说脏话、骂人、咬人，有的边说脏话边吐唾液。所以，现代医学上也将此症叫作“多动—抽动—秽语综合征”。

对于“多动—抽动—秽语综合征”的患童，沙盘治疗的基本原理就是通过沙盘的表达投射，让来访者将被压抑的情绪充分释放出来。实际操作中，应注意这样几个关键点：一是起初几次以释放为主，不要对来访者进行设置，让他们自由摆放玩具，哪怕玩沙子都可以。也不必对完成的沙盘进行讨论，进行到描述阶段就可以了。这类患童的沙盘呈现也具有共同特点。比如构图杂乱、主题不明，还有拿着一个玩具在沙子上划动的情况。这些表现其实都是来访者在释放自己被压抑的情绪。有的孩子起初还会把玩具埋起来，或将多个玩具叠加起来，或将玩具圈起来。这都说明他们还不敢释放情绪，或是尚无能力释放。遇到这种情况，不必施加干预，也不用讨论他们这样做的原因。此时，他们可能没办法觉察自己行为背后的原因。如果将之作为焦点的讨论，反而会让来访者感到更加紧张、压力更大。二是沙盘构图中一旦出现攻击性场面，如两支军队在作战、两国在打仗、两群动物在厮杀、土著人跟外来者发生冲突等情况，就要围绕这些跟来访者进行讨论，如“你站在哪一方，或者倾向于哪一方”“战斗（战争）的结果如何”等。如果来访者站位的一方或倾向的一方失败了，要与其讨论失败的原因，是武器不够，还是兵力不够？鼓励来访者自己找到解决问题的方法。他可能会想到增加武器或兵力等方法，这也是超越技术的一种运用。最后，如果对方被击败了，要让来访者描述被击败的场景，并进行 3 情绪体验。如果来访者感到无论怎样努力都无法取胜，这时就要终止沙盘。此时说明孩子还未解决好内心世界的冲突，尚无足够的力量释放情绪和解决问题，可以通过后续做的沙盘慢慢解决。三是要对来访家庭进行亲子互动方面的指导。

三、自闭倾向少儿沙盘的技巧和方法

有资料显示，近几年我国自闭倾向的儿童发病率较高，但由于在对自闭症的认识和诊断标准等方面存在一定的问题，误诊率也比较高。关于自闭症的治疗方法有很多，效果却都不太理想。目前为止，沙盘疗法被公认为对自闭症的疗愈具有比较明显的效果。实践中，自闭倾向的儿童其沙盘呈现也具有明显的共性：起初大多没有界限，玩具和沙子不能按要求集中在沙盘中；玩具之间没有逻辑关系，只是一种混乱的堆砌，更谈不上主题；来访者一般不会配合治疗师的语言指令。

对具有自闭倾向的患童实施沙盘干预时，要注意这样几个关键点：一是要充分认识他们沙盘治疗的长期性和阶段性，少则几个月，多则一两年。只要持之以恒进行下去，就会发生阶段性的变化。孩子会慢慢让玩具之间建立逻辑关系，比如会将“婴儿”跟“母亲”放在一起等。一开始可能摆出具有逻辑关系的玩具较少，慢慢会增多，最后会出现主题。二是最初的阶段，为了让来访者能够把玩具放到沙盘里，可以采取跟母亲或治疗师一起做沙盘的方式对孩子进行引领、指导。当母亲把玩具放到沙盘里的时候，治疗师要及时地给予表扬，以此引导孩子关注并学习母亲的行为动作。但不要直接告诉孩子该怎样做，更不能批评。三是自始至终对来访家庭给予亲子互动方面的指导，特别要强调家庭对孩子在语言康复方面的训练，即在生活中当孩子有什么需求时，要让他们用语言表达出来。如果他们用动作和情绪要求家长做什么，家长则要装作不明白，激励孩子用语言表达。试想，如果孩子不用说话就能满足自己的需要，为什么还要说话呢？语言是个体社会化、与社会交流沟通的重要工具，因此在自闭症少儿沙盘治疗中，务必要把语言的恢复作为一个关键问题来看待。

四、年长者沙盘的技巧和方法

近几年，一些从业者对年长者开展了一些沙盘治疗的尝试性工作，取得了较好的效果。特别是对一些具有语言障碍的老人，如心脑血管疾病或外伤性脑颅损伤后遗症患者，以及因种种原因不愿与人沟通的年长者，沙盘治疗的效果比较显著。对年长者实施沙盘治疗时，应注意以下几个方面：一是要创建一种宽松自由的环境，不要强调沙盘的理论和技术性。以游戏的方式吸引年长者进入沙盘活动。治疗师可以邀请来访者和自己像下棋一样进行娱乐活动，当唤起对方的兴趣时，再令其单独进行沙盘体验。二是进行沙盘讨论的时候，要体现出对来访者的尊重，一般不要采用面质反诘的技术。面对焦点问题，要鼓励来访者找到更多解决问题的方法，治疗时要对其加以赞赏，以虚心学习的态度令其感到自身的智慧和存在被予以尊重。三是要加强与年长者家庭成员的沟通和交流，指导成员对来访者的关注和照顾。四是及时总结来访者在沙盘疗愈过程中出现的一些积极的变化，并进行真诚的肯定和赞赏。五是实施生活指导，鼓励年长者在各方面状态适宜的时候，多做一些力所能及的事情，以体现自己的价值、强化自我认同感。

五、非现实情境沙盘的干预技巧

近几年，在部分未成年人沙盘个案中发现了一些特别现象：一些孩子做的沙盘脱离现实，总是反复出现一些非现实的虚幻场景。根据沙盘治疗原理，来访者做的沙盘一般是根据其当下的需要，通过沙盘元素将内心世界表达投射出来。如果沙盘呈现的不是其当下的世界，就属于异常现象，需要作为焦点进行讨论、研究并解决。

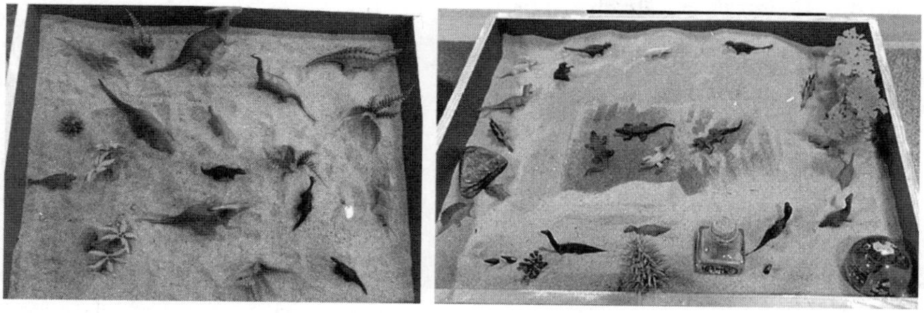

图 10-1　少儿沙盘作品

1. 非现实场景沙盘治疗的现象及产生的原因

常见的非现实虚幻场景主要有这样几种：一是反复出现战争、争斗、对抗、厮杀的场面。二是穿越到古代宫廷剧中，或远古恐龙时代、未来的太空世界等；三是沉浸在童话、神话、传说的情节里。经过与正常未成年人做对比，凡是沙盘作品呈现此类状态的未成年人，出现对社会环境和人际关系感到不适、注意力不集中、情绪障碍的比例较高，诱发其他心理问题的可能性也较高。这种现象已成为潜藏于未成年人成长中的重大危机。然而，该问题还未引起家长、学校和社会的足够重视。梳理笔者接触到的案例发现，产生这一现象的原因主要是由于部分少年儿童过早不加选择地阅读、观看童话、神话、幻想等非现实背景的书籍、绘本、动画片、电视剧等所致。有的孩子过早接触、体验暴力和虚幻环境的游戏等，这些内容对他们的影响是巨大的。特别是 3~7 岁的学前期儿童，他们的各种感知、行为模式开始内化为表象或形象思维，语言突飞猛进地发展，促使他们日益频繁地用表象符号代替或重现外界的事物。然而，此时的他们并不具有识别真假的能力，认为接收到的信息都是真实的。所以这时接触的出版物、音像资料需要经由家长和老师精心甄别挑选。这和一个国家和民族制定教科书大纲的原理是一样的。如果任其自由选择，就很容易导致上述现象出现。

2. 非现实情景对依恋者的影响

根据对部分来访者的观察和分析，笔者发现非现实情景对依恋者的影响主要体现在以下几个方面：

一是影响个体成长。一些未成年人沉溺于虚幻世界，与现实世界相隔离。这样阻断了他们在同年龄段应该接触的社会现实和相应的知识，对社会规则、道德规范的认知、良好行为的养成，均产生了严重干扰和影响。因此，这类孩子的多数言语行为与年龄不符，要么幼稚无知，要么狂妄不羁，表现出诸多非真实状态。笔者接触过的一个来访者曾讲述过自己的经历：小学的时候，她一度迷恋《哈利·波特》中的魔法世界，还对诸如笔仙这样的灵异事件充满兴致，放学回家就把自己关在房间里，自动进入一个幻想的世界，化身为其中的一个角色，不仅觉得那种状态非常真实，而且乐在其中。这样的"自娱自乐"导致她平时不想与人交流，觉得和现实中的人交流起来太麻烦，逐渐疏远了同学、朋友，丧失了参与社会活动的热情。长期的自我封闭使她对外界事物的感觉趋于麻木，丧失了对待现实存在的感知和觉察，对学习成功的体验也不是那么明显了，对快乐、喜悦等情绪的体验感也大大减弱。每当遇到挫折和困难的时候，这一特征格外彰显。

二是逃避现实。由于长期沉溺于虚幻且熟悉的"舒适圈"，一些未成年人与现实世界产生了较大的距离，不敢面对自己应该承担的责任，表现出逃避的态度。笔者经手的案例中有一个四年级的男孩，家长反映其注意力不集中、厌学、拒绝和别的孩子进行正常交往。他做的一个沙盘中有远古的恐龙世界、未来的太空场景，却没有一个人存在。他将沙盘命名为"恐龙主宰的太空世界"。描述沙盘时，他说在一个时空错乱的世界里，恐龙可以通过时光隧道从侏罗纪穿越到未来的太空世界，并去主宰那个世界。笔者问他"时光隧道"是什么意思，他说这是现在就实际存在的，只是人们看不到，关键时刻就能起作用的高科技秘密武器；

又问他在哪里，他说自己已经穿越到未来的太空时代，在地下某个地方正快乐地玩着，并且还兴奋地表示，“我不需要学习和考大学了，借助这些高科技，想知道什么东西只需借助仪器扫描一下，这些知识就会进入大脑，我就变成一个科学家了。”值得说明的是，这个孩子在进行沙盘治疗之前，曾经被精神科大夫诊断为精神分裂症。经过几次沙盘治疗后，他的虚幻状态得到了较好的纠偏，已经恢复了正常的学习和生活。

三是改变认知。对认知能力有限的未成年人进行虚幻、极端、偏离现实的文化灌输，和对成年人进行迷信宣传很相似。长期体验虚幻的情景，其中的文化、道德、观念、认知模式都会对未成年人产生深刻影响，成为其人生观、价值观、世界观的基础色调。在缺少辨识真伪能力的情况下，未成年人一旦经历非现实的情景体验，很可能会根据自己的需要，进入一种特定的虚幻境界：要么是在没有困难挫折、充满和平、可以为所欲为的世界里充分享受；要么是在暴力、血腥、残杀的虚幻场景中获得感官刺激的满足。当他们从虚幻的世界回到现实，难免会遭遇挫折、压力的冲击，若找不到可以应对方法和措施，他们就会退行退缩，选择重新回到虚幻的世界而不能自拔。

四是催生心理疾病。由于认知和社会功能的缺失，非现实环境依恋者大多会滋生不同程度的心理问题，甚至精神问题，轻则逆反、注意力障碍、厌学、人际适应障碍，重则焦虑、抑郁、思维分裂、暴力攻击，甚至犯罪。

3. 非现实场景沙盘治疗的应对技巧

未成年人一旦进入非现实情景的体验，很容易被虚幻的世界所吸引，随后其认知和行为方式会发生一些变化，一般的方法较难令其摆脱这种状态。特别是形成强烈的依赖后，这些异常的状态就会变成他们无法自控自制的习惯性认知和行为模式。沙盘治疗能够从现象到本质深入到内在世界，觉察当事人心理需要的源头，并通过自我觉察和自我创造释放压力，缓解情绪，解决其内在的冲突，具有较好的疗愈作用。具体操作可参照如下：

首先，识别异常状态。通过来访者的初始沙盘，觉察识别其内心世界的呈现。在初始沙盘中，要让来访者充分描述、表达自己创造的沙盘世界的情景和情绪、态度。注意，治疗师不要对来访者的描述和表达进行评价，尤其不能给予肯定、赞赏性的评价，要根据初始沙盘的状态识别来访者异常状态的类型，评估轻重程度，以便制定下一步的治疗方案。在此过程中，要防范来访者对治疗师的控制。有的治疗师会被来访者精彩的故事描述打动，自己也跟着进入一种虚幻的状态；有的治疗师还会夸赞来访者想象力丰富、富有创造力和阅读广泛、知识丰富等。这实际上是治疗师被来访者所控制，失去了客观觉察能力的表现。

接着，通过个体沙盘将来访者带入现实世界。当来访者出现某种虚幻非现实情景的时候，治疗师可以与之讨论沙盘内的场景处于什么时代或者来访者处于什么地方，等等。澄清这些事实后，可以跟来访者讨论现实中出现这些场景的可能性。

然后是催化觉察。当来访者意识到这些虚幻场景在现实中不可能存的时候，治疗师可通过主题沙盘或角色扮演的方式，令其设法进入虚幻世界进行体验。当来访者觉察到在这些情景中会感到孤独、不适、恐惧、无法生存的时候，可以运用超越性技术，令其找到脱离虚幻、回归现实的方法和途径，并体验真实生活的场景。

最后是提升应对困难和挫折的技巧和能力。治疗师同样可以通过主题沙盘、角色扮演等方式，让来访者觉察和呈现现实世界中可能会遇到的困难、挫折，鼓励他们找到解决的方法，促进其恢复正常的社会功能，实现改变的目标。也可以通过团体沙盘的方式，发展来访者的人际能力，加快其社会化功能的提升。

第十一章　沙盘治疗发现焦点问题的方法

下面，笔者以经手过的一个具体案例作为本章的引子。

来访者小 A，男性，23 岁，身体非常健壮，是南方某大学飞行专业的应届毕业生。每次校内体能测试中他的各项指标都很好，身体也没有什么异常问题，但在受聘某航空公司的入职体检时，出现了血压升高的情况，达不到就职要求。造访笔者的工作室前，他已经到指定医院进行过两次体检，每次都是平时正常，体检时就心跳加快，血压突然升高，却也没发现什么器质性疾病。经人介绍，他来到笔者处坦言："三天以后还有最后一次体检，如果血压仍然降不下来，就再也没有机会到航空公司工作了，我的专业也就白学了。"随后，他介绍了自己的情况，又强调说："我非常喜欢这个专业，也很期待到航空公司工作。因此，求助老师，希望能帮我解决体检时血压异常的问题。"

笔者对来访者进行了观察，发现他在描述自身情况时虽然心情急切，但情绪尚属稳定。当问到他现在感觉心跳和血压是否正常时，他回答："很正常，因为血压一升高我就能明显感觉到。"笔者便简单介绍了沙盘治疗的相关知识，并建议他做一个沙盘，先体验一下。他爽快地同意了。图 12–1 就是他的沙盘作品。

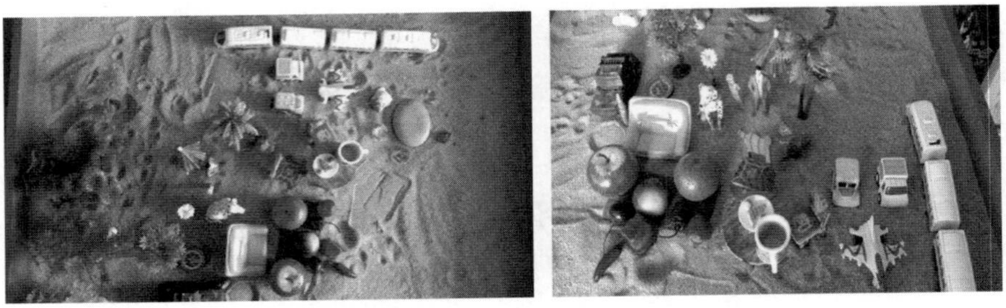

图 11-1　小 A 个体沙盘作品

简单介绍一下小 A 的沙盘制作过程：

制作前，他盯着沙盘架上的玩具自言自语："摆什么呢？就摆当前最重要的工作上的事情吧！"于是他快速地摆放了飞机、汽车和餐桌等。选择玩具的环节大约耗时 2 分钟。然后，他用约 20 分钟的时间仔细摆放了两个人物，许多蔬果、树木、沙发、小汽车、茶具、宠物等。创作后面的场景时，他非常认真，反复进行调整，并把餐桌移到了中间位置。移动餐桌和茶具时，由于空间有限，他将飞机朝旁边移动了两次。选择水果时，他同时拿起玩具架上相邻放置的石头和彩色石子，然后拿着石头端详了一会儿，放在沙盘中。先是放了几个位置都觉得不合适，最后放到了飞机的前面，在石头周围又放上了几块彩色石子和一个贝壳。制作基本完成时，他又在飞机旁边放上了动车组，并将飞机再次移动了一次。

小 A 是这样描述介绍自己的沙盘世界的："这是一个温馨的生活场景，是我的家。里面有好多水果，有吃饭喝茶的地方。家的后边是一个花园。我要谈一个漂亮的、自己很喜欢的女朋友，跟她在这里好好享受生活。还要养一条狗，尽管我不喜欢狗，但女朋友会喜欢，因为上班后出去一次要好几天，她一个人在家会感到寂寞。休假的时候，我们可以开车出去玩，也可以坐动车到很远的地方去旅游，因为动车又快又安全！”

描述中，他并没说到开始制作沙盘时说的“最重要的工作上的事情”。因此，笔者指着飞机问道：“这一部分呢？”他说，“飞机这部分是一个机场，代表我的工作。”我又问石头、石子、贝壳是什么意思。他不假思索地说，“这些没有什么意思，是我在选玩具时看到它们很好看就拿上来了，沙盘里又没有地方放，就随便放在这里了。”他给沙盘的场景命名“我的工作”。

之后与小 A 的讨论主要围绕三个方面展开：

一是他说最重要的是工作，可笔者注意到他在摆放与工作相关的内容时只用了 2 分钟左右，而在布置、规划未来的生活场景时却用了 20 分钟的时间。这是为什么？二是他刚才说“休假的时候，我们可以开车出去玩，也可以坐动车到很远的地方去旅游，因为动车又快又安全”，那么“动车又快又安全”是什么意思？三是飞机前面放着石头，这样的飞机能起飞吗？

小 A 果断地说：“不能！机场跑道要求可严了，一点障碍物也不能有！”

“你刚才说沙盘里没有地方放，随便放在这里了。可是这里什么情况呢？”笔者指着右下角空闲的位置问道。

他挠了挠头，一脸困惑，自言自语道：“对呀，刚才怎么没注意到这里呢！”笔者让他当天回去认真考虑一下以上的三个问题，第二天再继续讨论。

他离开的时候，笔者告诉他，“你好像快要找到答案了，并且这个答案只能由你自己去寻找。找到答案，也许你的问题就解决了。”

小 A 既困惑又似乎明白了什么，带着一脸复杂神情结束了这次咨询。

第二天的咨询很简单。小 A 一迈进工作室就谈了他对昨天沙盘中呈现的三个问题的探索和思考，“我是不是因为担心航空工作不安全才出现了自己控制不了的紧张，导致血压升高？”

笔者鼓励道，“你继续讲。”

接着，他谈了自己报考飞行专业时就有点担心安全问题，但家人都鼓励他报考该专业，说在航空公司当飞行员既体面又收入高，轻易不会失业。被“洗脑”多了，他也就慢慢接受了这个理念。可进了大学之后，对飞行专业和今后工作情况了解得越多，越感到这个职业存在的危险性。同时，执行一个航班通常要好几天，会经常不在家。为此，他非常纠结，特别是对安全问题担心较多。但时间长了，他慢慢就不去想这些问题了，还为自己的人生做了一些规划：可以趁年轻在航空公司工作几年，有了一定的经济基础后，再辞职自己创业。最后，他若有所思地说，“没想到过去担心纠结的事情如今还在影响着我。”

笔者对小 A 的觉察进行了一些概括和释义，并对他说：“你对自己的问题进行了探索和觉察，认为问题的原因已经找到了，那么你的问题也应当可以解决了！”

随后，笔者帮他进行了放松练习和模拟场景体验。在笔者的指导下，小 A 模拟体验了第二天体检的过程：从家里走出来—乘车上高速—进入城市—来到医院—到门诊楼前—坐到大夫跟前。面对“大夫”时，他说感到心跳加快、血压升高。笔者提示他可以和“大夫”解释：“赶路走得急，这会儿心跳有点快，我喘口气，请稍等会儿给我量血压。”

……

小 A 离开工作室时，还轻松地跟笔者表示：“其实我也想开了，如果这次体检通过了，就到航空公司去上班，什么时候不愿意干了就辞职，回家自己创业。如果没有通过，就说明我的身体确实不适合干这项工作，索性就放弃，从现在开始就计划好自己未来的生活。”

第二天下午，小 A 打电话告知笔者，最后这次体检他的情绪很稳定，血压正常，顺利通过。

以上案例中，前面主要介绍了沙盘治疗中对焦点问题的觉察发现，即寻找沙盘焦点的过程；后面简单叙述了一下治疗过程。下面，我们详细讨论一下沙盘治疗中发现焦点问题的方法和技巧，一般是从“三个方面”入手、抓住“一个标准”、对应“三个层面”。

一、“三个方面”

第一方面，制作过程的信息。

上述案例中，小 A 在选择玩具前自言自语道：“摆什么呢？就摆当前最重要的工作的事情吧！”可在制作沙盘的过程中，摆放与工作相关的飞机等物件时，只用了 2 分钟的时间，却用了 20 多分钟来规划制作未来的生活场景，包括找一个什么样的伴侣等。这些举动透露了什么信息？为什么明明是强调工作的重要性，却只用很简的时间完成，却用了更多的时间、投入更多的精力来精心策划、构筑未来的生活情景？

第二方面：语言描述流露的信息。

描述沙盘内容时，小 A 说：“休假的时候，我们可以开车出去玩，也可以坐动车到很远的地方去旅游，因为动车又快又安全。”我们不禁产生这样的疑问：既然他在航空公司工作，去远处旅行不是坐飞机更方便、更熟悉一些吗，为什么还要选择动车？还要格外强调“动车又快又安全”。此外，他虽然提到工作重要，可在描述沙盘场景时根本就没涉及与工作相关的飞机区域这部分。

第三方面：沙盘构图呈现的信息。

这里有必要补充一下：小 A 在制作沙盘的时候，做了很多调整和移动。起初，他布置的机场区域面积比较大，包含的物件也多。关于中间那个茶桌，制作时，他曾自言自语是航空公司餐厅和宾馆的一部分。但当他做完进行描述时，茶桌却成了家庭的部分设施。给我们的感觉是，他对未来生活蓝景的构图占据了较大的面积，而代表工作的这部分面积却被压缩了。构图上还显示了一个重要问题，就是飞机前面设置了石头、贝壳、彩色石子等障碍物。尽管他强调这些是因为没有别的地方放了，但经过面质发现，这个理由是不成立的。我们感到沙盘构图中出现了异常情况。

以上三方面透露出的异常现象，只是作为治疗师的主观感觉，我们还不能根据这些信息一下子进入逻辑思维来判断来访者存在什么心理障碍或心理问题。况且，我们凭什么就确定这些现象不正常呢？这就涉及判断标准的问题。

二、“一个标准”

所谓一个标准，即客观现实标准。简单说，就是这些现象是否符合现实生活的逻辑，或者说，现实生活中是否允许这种现象存在。凡是不可能的，就可以视为疑点问题。一般情况下，来访者都无法对焦点问题自圆其说的。因此，经过讨论很容易识别这些疑问是不是焦点问题。比如前面的案例中，小 A 说石头、贝壳、彩色石子是因为没处安置才放到飞机前面，但经过提醒，他立即意识到自己的理由站不住脚。

具体来看，现实标准可以从两个方面进行考察：

第一，主客观世界的统一。简单来说，就是看来访者创造的沙盘世界在现实中是否可以真实存在。“主观”就是做出来沙盘画面，“客观”就是现实生活。当下做出来的沙盘是当下状态来访者主观世界的心理需要，借助沙盘元素投射表达了出来。创造的世界和现实生活做对比，异常的地方就是问题，就是矛盾的焦点。如来访者做的沙盘呈现的是未来的场景，就是违反现实原则的，毕竟人不能穿越到未来去生存。同样，如果沙盘呈现的是童年的情景，跟当下状态不相吻合，也不符合常理。再如来访者在沙盘中变成一个动物，或者贝壳等物件，这在现实中也是不可能的，也属于一种退行。这样的情况都可以作为焦点进行讨论。心理学认为对未来的担心是广泛性焦虑的表现，那么沙盘中的呈现是不是也存在这样的情况呢？通过治疗案例分析显示，如年轻人在沙盘中表现了晚年的幸福生活，讨论觉察的结果大多有对未来的不确定性充满担忧。当然，也不能就此随意贴标签，只是实践证明有这种倾向存在。还如一个沙盘中出现了多个自己：工作中的“我”、生活中的“我”、现在的“我”、未来的“我”、理想中的“我”、现实中的“我”等。一个人的不同状态能同时出现吗？这也不符合现实原则，讨论觉察的结果大多会连接着来访者内心世界的某些冲突、纠结、困惑，按照沙盘治疗的方法进行处理就好了。

第二，情感与环境的协调。这里说的“情感”，就是治疗中来访者因沙盘呈现的问题被触动而激发出来一些情绪。这本是正常的心理反应，但如果出现夸张的情绪反应或相反的情绪反应，则有可能意味着其内心世界的纠结，需要通过探讨而挖掘出焦点问题。比如在沙盘画面上出现一个小孩受到其他人或动物的攻击、伤害等，来访者表示这个小孩就是其本人，那么他出现恐惧、害怕、焦虑、委屈、伤心的情绪反应是正常的。但如果他极度担心，大喊大叫、大哭大笑，就是一种不正常的反应，是一种过度的情绪体验。这说明在相关事件、相关物件上，可能存在需要进一步探讨的问题。再者，如果沙盘场景中出现了一个悲伤的主题，而来访者却表现出开心高兴，这也是不正常的。

是不是可以就此把这些疑点问题作为焦点问题对待呢？答案是否定的。我们需要根据这些异常之处向来访者提问，让他解释如此表现的原因，如此才能启动他的觉察，才能真正找到的心理问题的症结。

三、“三个层面”

前文讲到沙盘治疗的定义时，曾提到“人的内在”。人的内在就是生命形成以后经历过的各种事件的刺激形成的个体对事件相对固定的应对模式。人的内在一般不为他人所知，但其思维和行为模式可通过语言、举止被别人所认知。根据形成的时间顺序、强度、其他事件刺激的影响以及对个人需求的影响等因素，内在可以分为三个层面，即欲望层面、记忆情结、记忆前情结。

在沙盘构图中，我们有时会找不到焦点问题，此时来访者通过沙盘投射表达的可能仅仅就是自己得不到满足的某种欲望。对于欲望层面的呈现一般不做深入探讨和分析，只让来访者体验一下表达该种状态的情景就可以了。但在进行深入的人格分析时，我们可以对欲望层面的呈现做进一步的分析和处理。因为每个人应对欲望的态度和感受，也是其内在人格特征的重要方面。焦点问题所呈现的一般就是记忆情节和记忆前情节的内容，是沙盘治疗需要重点解决的问题。这里仍要强调，寻找和处理焦点问题一般是针对成年人进行的，年龄较小的未成年人一般表现为情绪，这种情绪得到释放就可以了。

第十二章　沙盘治疗问话原则及训练

问话是沙盘治疗实务中非常重要的一个环节，也是治疗师跟来访者沟通的主要渠道。问话做得好不好基本就能决定这次沙盘治疗的效果，也充分体现着治疗师的专业基本功，是对其掌握基本理论、操作技能和应变能力（抓矛盾、抓焦点等）的考验。

学习和使用沙盘治疗这一心理学技术的过程中，许多治疗师提出一个问题：起初以为寻找沙盘焦点问题比较难，但经过一段时间的实践，发现沙盘问话才是比较具有挑战性的一项工作，也是要求比较高的一项工作。还有治疗师表示，沙盘治疗实践中，经常会产生一种感觉，就是有时焦点问题找到了，但不知该怎么启动问话，也不知道怎样向来访者描述焦点问题。沙盘问话是每个沙盘治疗师都必须掌握的一门硬功夫，不但要学会结合主题去催化提问，一步步启动来访者对自身焦点问题的觉察，还要往深处进行催化，促使他们通过自己的力量找到解决的办法。要掌握过硬的沙盘问话技巧，需要在长期的实践中不断总结经验教训，通过一个个案例的反思，把自己问话过程中存在的问题一一记录下来，认真归纳、总结、分析，结合理论和实践效果进行评估。除了平时加强训练之外，还可以参与一些关于问话技巧的团体训练，以及沙盘问话督导。这样才能不断积累和提升自己的沙盘问话水平。

一、沙盘问话的作用

沙盘问话是在沙盘治疗中治疗师和来访者进行沟通的主要途径。具体来说，它具有三个方面的作用：一是通过问话，治疗师确定初步觉察到的焦点问题。寻找焦点的程序是治疗师先根据自己的觉察发现疑点，但这些问题是不是焦点还要通过问话得到来访者的确认；二是在尚未发现疑点之际，治疗师可以通过沙盘问话的信息发现焦点线索；三是围绕焦点问题进行催化，促进来访者的自我觉察、自我探索、自我发现和找到解决问题的方法。

二、沙盘问话的原则和技巧

沙盘问话灵活多变、奥妙无穷。通过对理论的理解和实践经验的总结可知，沙盘问话也是有规律可循的，并且也必须要遵守一些规则。

1. 紧紧围绕焦点

发现焦点、催化焦点觉察、解决焦点问题，是沙盘治疗的工作重点。因此，问话必须紧紧围绕焦点问题展开。找不到焦点或脱离焦点的对话对催化促进和疗愈是没有任何意义的。

首先，要找到焦点。前面反复讨论过，治疗师要根据沙盘制作过程、语言描述和沙盘构图三方面的信息，对照现实原则的标准，觉察到异常现象并作为可疑的问题。有的焦点问题比较明显，如来访者在一个沙盘中摆放了三个“自己”，或是沙盘上出现的来访者出于童年或老年的状态，由于这些内容与现实原则相悖，就可基本确定为焦点问题。但是大部分情况下，治疗师觉察到的焦点要通过沙盘问话得到来访者的确认。锁定焦点问题后，才可以继续后面的催化工作。若发现有些疑点不是来访者的投射，而是治疗师自己的投射和觉察，就果断放弃这个疑点，转而寻找新的疑点并进行确认。

然后，要善于抓主要矛盾。沙盘中的焦点问题就是矛盾，是来访者内心世界的纠结、冲突、对立形成的外显的矛盾现象。一般情况下，一个沙盘可能会呈现多个矛盾点，即多个焦点。按照沙盘工作的一般做法，每次只聚焦一个焦点。这就要求治疗师在工作的时候要抓住主要矛盾，即重要的焦点。常规操作是：如果一个沙盘内出现了多个焦点，就抓住与主题最相关的焦点作为工作的重点进一步催化。若发现焦点问题与主题都不太相关，治疗师可根据经验，抓住任意一个焦点问题进行催化。在一次沙盘治疗中，来访者呈现的多个焦点问题催化到最后往往都会汇总出一个共同的归结点，只是到达路径不同而已。

接着，围绕一个焦点问题步步深入，进行催化，中间不转换焦点问题，不返回到上一个焦点。如果一个沙盘呈现多个焦点问题，抓住其中一个向深处催化时，难免会遇到障碍，就很难推进下去。出现这种情况的原因，有时是来自来访者的阻抗，有时是因为治疗师经验不足。如果是来自来访者的阻抗，就要识别出这种阻抗，并把解决阻抗作为新的焦点；如果是治疗师主观经验不足，可让来访者更为细致地继续之前的回答，从其更详尽的语言中捕捉信息，发现觉察新的疑点问题。同时，这样做也可以为治疗师迅速调整自身状态、缓解紧张气氛争取一些时间。

最后，如果找不到焦点时，可以通过解释命名来启动问话。有时候，治疗师可能一时觉察不到疑点问题，但沙盘治疗又不能停顿。那么，可以让来访者解释一下沙盘的命名，即解释一下该沙盘构图是怎样体现这个主题命名的。在接下来的讨论中，治疗师就会从来访者的描述中捕捉到与焦点问题相关的信息。这里举例说明一下。某次沙盘培训中，有个学员做了一个主题为“我的美好家园”的沙盘。沙盘中有一个小院子，院里有房子、树木，还有一家三口。在远一点的地方有一个城墙似的建筑物。他描述沙盘场景时说：“这是一个温馨的家，一家人在小院落里快乐地生活和娱乐。”当时是学员之间一对一练习，充当治疗师的学员并未发现焦点问题，就让“来访者”解释构图是如何体现主题的。“来访者”说，“一家人在家里和和睦睦、开开心心，况且外边还有一个长城保护着，是很安全的。”他无意中又提起“安全”这一话题。“治疗师”紧紧抓住“安全”二字，让“来访者”进一步解释，随后几句话就触及了问题的实质。

2. 保持中立，牢记“个案所带领”

综合取向沙盘治疗的定义强调，沙盘工作的过程中，要“由个案所带领，并由一位受过训练的治疗师所促进”。“个案所带领”阐明了要以来访者和来访者呈现的问题为中心。这就要求治疗师要围绕来访者，在一边催化促进，既不是引领，也不是启发引导，而是尽量保持中立，使来访者能在治疗师的催化下看到自己的存在的角度。

实践中，一些初步掌握沙盘理论和治疗方法的治疗师，经常会自觉不自觉地丧失中立立场。下面，笔者将结合自身的工作实践，谈一谈沙盘治疗中无法保持中立原则的原因以及修正的方法。

第一种表现就是治疗师按照主观投射，形成自己对沙盘的解读和理解后，发现了疑点问题，但没有进行焦点的识别和确认，在跟来访者的互动对话中，一直按照主观投射形成的解读而推进问话。这里引用某学员的督导案例，讨论一下。

来访者是一个中学生的母亲，她描述的沙盘场景是这样的：一个小院子里有房子、树木。门口有一条小河和一座小桥。远处有一片小树林。一个女人坐在院子门口小桥上遥望小树林，树林那边有一个小男孩背着书包朝院子方向走来。她说：“这个院子是我的家。坐在小桥上的女人就是我。远处背书包的孩子是我的儿子。我的孩子在寄宿学校上学，只有周末才回来。每到周末这个时候，我就坐在小桥上等孩子回来，远远看到孩子就感觉很幸福。”她把沙盘命名为“幸福的周末”。当时治疗师没有及时找到焦点问题，就问来访者院内的房子里还有谁。来访者说房内没有人，就是自己独自在这里等孩子。治疗师进一步启发："这怎么可能呢？你仔细想一想房子里到底有谁？他在干什么？"不难看出，该案例中的沙盘问话环节，治疗师就是按照主观的投射和表达来理解沙盘。在来访者对他的问话进行反驳和澄清后，他仍是坚持以自己的理解推进问话。这显然违反了沙盘治疗过程中保持中立的原则。问话中，两者的角色进行了转换：治疗师充当了来访者的角色，来访者则充当了治疗师的角色。这样的问话继续下去，不仅没有治疗效果，还会使来访者出现不良情绪，甚至对其造成伤害，是万不可取的做法。

第二种表现是找不到焦点，启动无目的、无目标的问话。这种情况下，启动的问话内容都是治疗师自己对沙盘的疑问和困惑，不仅没有体现以来访者为中心的治疗宗旨，更没有办法保持中立，因为他的问话都是自己猜疑的问题。此时，治疗师成了主宰者、引领者，来访者不得不被动地回答问题，是一种典型的对来访者施加控制的行为。这样的问话进展下去，无异于将来访者引向歧途。若说能解决问题，想必解决的也只是治疗师的问题，而非来访者的问题。

第三种表现是诱导式提问。实践中经常出现治疗师让来访者按照自己意图回答问题的情况。这样就没有体现以来访者为中心的治疗宗旨，不是由个案所带领，而是以治疗师主观的想法为中心。这种情况产生的原因，可能是因为治疗师此前对沙盘信息的理解没有与来访者的理解形成共振，或说理解不一致时，没有及时进行角色转换；也可能是治疗师觉察到了焦点问题，但在问话环节来访者的回答没有按治疗师所期待的方向发展，或者是治疗师想引领来访者到某个方向，而来访者没有予以配合。无论是以上哪种情况，都违背了以来访者为中心和治疗师要起到催化、促进作用的治疗宗旨。在"幸福的周末"这个案例中，治疗师关于院内房子里有什么人的问话就属于典型的诱导式提问。

第四种表现是在启动问话的时候，治疗师根据主观投射表达，形成了几个不确定的疑点问题，并以选择题的方式让来访者判断。这种情况同样是没有坚持以来访者为中心“个案所带领”的原则。这样做的实际效果是治疗师根据自己对于沙盘的理解，用预设的题目来控制来访者，导致来访者没有更多觉察问题的机会，他们的觉察只能是在被限定为要么这样、要么那样的题目中选择一个答案。觉察一旦受到限制，整个沙盘问话就被框定在治疗师所期待的答案范畴，显然，这样是无法保持中立的。这样的催化和促进对激发来访者的觉察毫无益处。

第五种表现是在沙盘推进的过程中，不是遵循“由个案所带领”的宗旨，按照来访者的觉察和整合改变的结果、疗愈的效果来推动沙盘工作的进程，而是按照治疗师的想法和需要控制沙盘治疗的进程。沙盘治疗的重点阶段是催化觉察和超越解决问题环节，是沙盘问话最集中的阶段。有时，治疗师不关注来访者的需要，不征求来访者的意见，而是感觉把自己的问题搞明白了，就匆匆结束。这样同样体现了对来访者的控制，未能保持工作时的中立态度。一次沙盘治疗何时结束，是一个非常重要的问题。督导案例中常会遇到沙盘结束之际，来访者还有强烈的情绪停留，甚至感到沙盘治疗不仅没有解决自己的问题，反而使自己受到了伤害的情况。应在来访者有充分的觉察焦点问题得到了一般性的解决或基本解决的时候结束当次沙盘治疗。这时，治疗师可以征求来访者的意见，如问“这样，我们可以结束了吗”。如果来访者表示可以，才可以结束沙盘工作。有时，来访者可能还会有所疑虑，想继续讨论下去，或者仍处于思索中，那么治疗师就不能按照自己的想法匆忙结束工作，而是要继续讨论下去，针对来访者的困惑进行深入讨论，直到问题得以解决。这里需要注意一个问题，如果来访者所疑惑的是原来讨论的焦点问题，才可以继续讨论下去；如果对方脱离了原来讨论的主题，提出新的问题，则可以这样告知：“刚才的问题我们已经讨论完了，这个新的问题我们可以留到下一次讨论。”这么做是防范局面被来访者所控制。来访者掌控局面也是沙盘治疗不能保持中立的一种情况。

3. 把握方向，步步深入

需谨记，每一次沙盘治疗只抓住一个焦点进行催化和促进。从“三个方面”入手、对照“一个标准”找到焦点，这些都是浮在表层的问题。催化焦点向深处推进的目标是不断发现新的隐喻。一个个新的隐喻是以新的焦点方式呈现出来的。一次沙盘治疗进展到什么深度，要看催化出来的焦点是不是直抵心理问题的根源。当然，这是沙盘治疗追求的最理想状态。起初的焦点问题一般都停留在意识层面，是我们能看到的表层现实冲突，是进行沙盘治疗的起点。当催化到新的焦点问题出现时，治疗师要灵活掌握问话技巧，推进一个焦点朝着新的焦点过渡。如果发现的所谓焦点并非根源，就不要在它们身上停留太久，否则下面的问话势必要围绕这个焦点进行挖掘和扩展，进而影响催化促进，就不能做到步步深入。

我们以第十六章会介绍的主题为“幸福的旅行”的案例进行讨论。当来访者说到她和儿子的关系时，很容易让治疗师误以为她的问题出在亲子关系上。如果我们把问话和讨论的重点停留在亲子关系上，那就失去了进一步探索其丈夫过度猜疑这个焦点，以及最后因父亲意外去世的未完成事件创伤这一焦点。沙盘问话没有固定的模式，一切都处于变化之中。当治疗师问话的时候，来访者的不同回答会演变成后面不同的新的问话，甚至有了不同的推进方向。因此，治疗师只能根据问话推进的情况，灵活确定和转换问话的内容，绝不能提前预设下一个问题问什么。

4. 防范控制

沙盘治疗中，经常会出现控制和被控制的问题。不仅治疗师会出现控制来访者的情况，还会出现来访者控制治疗师的情况。问话过程中，一旦觉察到这两种情况出现，治疗师都要及时进行纠正。作为沙盘治疗师，要不断提升自身的识别能力和沙盘治疗的操作技巧，尽量不出现控制来访者的情况，发出的每一句问话都要经过自我的觉察，判断是自己的问题抑或对方的问题、是不是紧扣焦点问题、是不是掺杂了自己的情绪和困惑、是否保持了中立，等等；同时也要及时识别来访者对自己的控制，采取灵活的技巧进行化解。

5. 从现象探索心理需要，不讨论现实问题和意识层面的问题

沙盘问话的目的是通过问话促进觉察，通过表面现象探索来访者的心理动因和心理需要。这种心理需要可能是一层层隐藏在深处。所以在启动问话后，治疗师不要停留在首先觉察到的表层焦点问题上，要不停地向深处催化。停留在表面焦点上的讨论，一般都是意识层面的现实问题，无法解决来访者的心理问题。有时出于种种原因，治疗师感到没法向深处推进了，就和来访者围绕现实层面进行讨论。有时来访者会主动与现实做连接，提出许多现实问题，并抓住这些问题不放松，诱导治疗师一起讨论。这样的问话都是没有任何作用和效果的。解决的方法其实很简单：一旦发现讨论涉及现实问题时，治疗师可以问来访者诸如“为什么会这样”的问话。如果来访者做出的沙盘图形、主题就是现实生活中发生的事件，治疗师可以这样问话：“为什么要做出这样一个场景呢？”这种问话的方式能够把来访者从现实问题推向对心理需要的觉察探索。

6. 应用开放式提问

开放式提问是指所提之问一般没有预设的答案，来访者可以根据自己的理解和需要进行回答。封闭式提问是指所提之问带有预设或者有范围限制的答案，来访者只需要认同其中某个观点、某个选项就可以。封闭式提问一般在确认问题时使用，用来澄清事实、获取重点、缩小讨论范围。那么就可以这样理解：开放式提问是问答题，封闭式提问是选择题。很显然，在进行沙盘问话的时候，要多用开放式提问启动来访者的觉察、催化其领悟。如果此时使用封闭式提问，解决的就是治疗师自己的问题，而不是来访者的。在确认问题、澄清事实、解决问题的时候，可以使用封闭式提问。开放式提问的常用语一般有“什么”“为什么”“怎么样”等；封闭式提问的常用语有“是不是”“对不对”“要不要”“有没有”“好不好”等，回答也只能是“是”“不是”等。

7. 语言清晰，目的明确

沙盘问话必须简洁明了，使用的语言越少越精炼，针对性可能就越强、催化觉察的效果就越好。因此，问话时，治疗师的语言表达要明确，没有歧义，让来访者清楚地知道我们想表达的意思。如果来访者对提出的问题感到困惑，要及时进行澄清。每一句问话都要目的明确，为什么这样问、想达到什么效果，治疗师都要心知肚明。来访者所答非所问时，治疗是要重新发问，并予以澄清和概括。

三、沙盘问话训练实例

下面为读者提供一期十次的团体沙盘问话实操训练中的五次记录，以期能够让大家真实感受到问话训练的过程。

第三次问话训练

来访者是一个 9 岁女孩。她对沙盘的描述是这样的：“在这个快乐的世界里，有很多我喜欢的东西。有恐龙，有墨鱼，有很多古代的、20 世纪和很多世纪以前的动物。也有很多现在的东西，海边的贝壳、吃的水果，还有我喜欢的动物和玩具。它们虽然不在一个时代，但现在它们集合在一起很快乐、很幸福，组成了一个快乐的世界。所以沙盘的名字就叫‘快乐的世界’。”

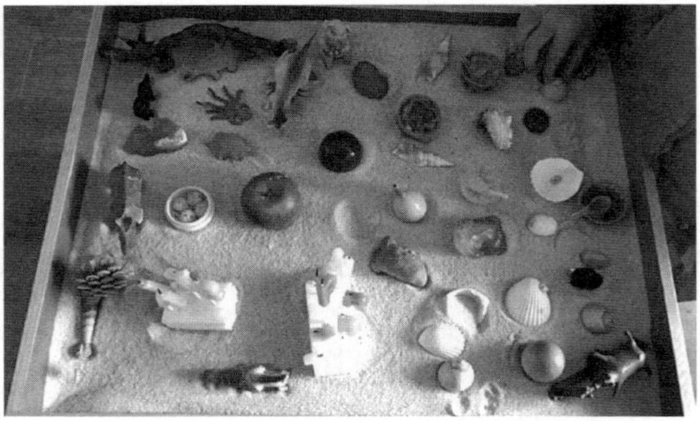

图12-1 个体沙盘作品“快乐的世界”

笔者：现在大家思考，你从这个主题和她的描述中觉察到了什么问题？

大家注意，在觉察的时候，强调要从三个方面入手：一是构图制作过程中的信息，二是语言描述的信息，三是构图本身的信息。制作过程我不再跟大家介绍，因为这个过程没发现有什么问题。我们就从她的语言描述和确定的“快乐的世界”这个主题上觉察一下。你从这两个方面能觉察到有什么异常的问题？异常问题的线索就是焦点问题的线索。大家考虑一下开始自由发言。

周X：不在一个时代的东西在一起是一个焦点问题。

笔者：对，这是一个焦点问题，看看还有什么？

李Y：为什么是“快乐的世界”？

郭N：这是谁的快乐世界？

马H：为什么快乐的世界没有人呢？

笔者：李Y，找不到焦点问题的时候，才可以用这种方法继续催问。

张P：在语言描述中反复强调快乐的，很快乐。

张C：小女孩在哪里？

李Y：我也认为不在一个时代的东西在一起是个焦点。

笔者：这个焦点已经确定了。小女孩在哪里，这是个焦点问题，但是我们应该确认这是一个什么焦点问题。

马H：动物、植物还有贝壳等，不是一个地域的东西。

周L：快乐的世界里有好多东西，她没有强调吃饭，但有好几个碗，我认为这是一个焦点。

刘Q：各种存在地点都在一个地方、一个平面，不符合常态吧！

郭N：这样问吧，这是谁的快乐世界？来访者在哪里？

李Y：画面中的食物是给谁准备的？

孙J：虽然不在一个时期，但是很快乐！

笔者：她在描述中和命题的时候说，这是她的快乐世界。

尹J：语言有矛盾，虽然知道不是在一个时代的东西，但还是要放到一起，觉得很快乐。

王X：详细说说快乐的世界都有哪些方面？

笔者：尹J，这个焦点已经确定！王X，你已经进入问话状态了，我们现在要先确定焦点！

周X：描述中说是她的快乐世界，沙盘中却没有她！

笔者：没错，周X。这个焦点是她的快乐世界中并没有她！

笔者：我们原来说过，抓住一个焦点问题就可以提问，并且一次沙盘一般只讨论解决一个焦点问题。我们是为了开阔大家的思路，多找几个焦点，现在焦点基本明晰了，我们开始讨论。

笔者：大家考虑一下，假如我们就抓住一个焦点问题，即“你的快乐世界里没有你”，那么该如何启动问话？

张P：既然是你的快乐世界，那么你在哪儿呢？

笔者：张P，这句问话可以，但还是不够精练！

周X：这是谁的快乐世界？

笔者：周X，她已经说明白了，是她自己的快乐世界！

张C：你在哪里？

马 H：我听到你说这是“我的快乐世界”，那么你在哪里呢？

郭 N：你的快乐世界，你在哪里呢？

马 H：如果你在这个快乐世界里，哪一个是你呢？

刘 Q：你在里面吗？

尹 J：既然是你的快乐世界，你在哪里？

周 X：这个快乐世界里有你吗？

笔者：大家继续讨论，寻找一个最合适的问话！

马 H：这里边有你吗？

张 M：能和我说说你的“快乐世界”吗？我很好奇，里面的哪些沙具让你感受到“快乐”了？

笔者：张 M，你这样的问话更多的是强调自己，有点脱离我们的焦点中心。

马 H：这里边哪一个是你？

孙 J：这个世界有你吗？

郭 N：这个画面里有你吗？

张 C：你说这些东西不在一个时代，那么你在哪个时代？

笔者：第一，既然是你的快乐世界，你在哪儿呢？第二，你在哪里？第三，我听到你说这是“我的快乐世界”，那么你在哪里呢？第四，你的快乐世界，你在哪里呢？第五，这个快乐世界里有你吗？大家体会一下上面这几个问话，哪一个比较合适？

周 F：快乐世界里都有谁？

刘 Q：这个快乐世界里有你吗？

张 C：你最希望自己在哪个时代？

郭 N：第三句。

孙 J：你的快乐世界，你在哪里呢？

尹 J：第三句。

周 X：第三句和第五句。

刘 L：第一句。

王 X：第三句。

马 H：第三句。

张 P：第五句。

刘 Q：第三、五句。

张 M：第三句。

卜 J：第三句。

施 L：第五句。

李 F：第三句。

周 L：第二、四句。

笔者：我觉得第四句问话比较接近！第一句问话加了“既然”这个词，具有先入为主的感觉！第三句问话不简洁！第五句容易让来访者困惑，或产生不良情绪！比如她会恼怒，“我已经说了，是我的快乐世界，怎么会没有我呢？”我当时问的是“你在你的快乐世界的哪个位置呢”。大家感觉我这个问话有没有毛病？

刘 Q：有，先确定她在了。

马 H：位置？不恰当。

笔者：马 H，你说得对。

张 C：嗯，第四句问话既承接了小女孩的描述，又非常平和地催化她的继续觉察。

孙 J：来访者可能会产生对抗！

刘 L：感觉老师这样问有诱导的意思！

周 F：9 岁孩子对于“你在哪个位置”的问法可能不太理解。

笔者：大家体会一下，“我的快乐世界”是什么意思？

李 C：是不是她现实生活是不快乐的？

笔者：李 C，你又进入了自己的经验。

周F：我心里想要的快乐世界。

刘L：我的世界里很快乐。

孙J：可能有一些不快乐。

尹J：我喜欢的东西都在这里，我就很快乐。

刘L：这是我自己的专属。

李F：现实中她可能没有这些东西。

周X：我自己的。

卜J：在这个世界里都是我喜欢的。

周L：我体会，她的意思是，我希望！

刘L：我希望我有这样一个世界。

卜J：想要得到的。

笔者：卜J，这句说早了！

笔者：这是我的世界，我的快乐世界——与我有什么关系？

张P：对，我也感觉这是她希望的。

周F：我在快乐世界里是快乐、舒服的。

张C：我为自己设计的自己喜欢的快乐世界。

郭L：我感觉这是她心里的快乐世界，是她渴望实现的。

笔者：说位置，确实是不合适，所以她抬头反问我“位置”？我接着说“就是在哪里”。然后她回答，“我不在这里边。”下一句该怎么问？

李C：那你去哪里了？

笔者：李C，“去”这个字不合适。

张P：那你在哪里呢？

马H：不在这里边，你是如何感受到快乐的？

卜J：你不在这里，那你怎么感受到快乐？

刘L：你的快乐世界，你不在里面吗？

周F：那你藏在哪里了？

卜J：不对，是你不在这里，那你是怎么感受到的快乐的？

笔者：张P，你这句话比较合适。然后她说“我站在外边看”。再怎么问？

李C：那你看到了些什么？

周L：哦！你不在这里，你刚才不是说是你的快乐世界吗？

王W：那么这个沙盘和你有什么关系？

周F：外面是哪里？

王X：都看到了什么？

马H：你在外边做什么？

李F：在外边站着，怎么是你的快乐世界？

尹J：你站在外面看什么？

王X：站在哪里看？

李C：你在外面做什么呢？

王W：你看到了什么？

张P：你不是说是你的快乐世界吗？

刘Q：为什么站在外边看？

周L：为什么在外边看呢！

笔者：周L的这个回答比较好！为什么在外边看呢？她说“这只是我的梦想，不会成为真的”。下一句怎么问？

周X：为什么这么说？

李C：你为什么认为你的梦想不会成真呢？

马H：为什么不会成真？

周L：为什么？

刘Q：为什么不会成为真呢？

张M：为什么不会成为真的？

卜J：对，为什么会这么想呢？

王W：为什么呢？

李C：发生了什么吗？

笔者：周L问得好。我就是这样问的。她回答说，“自从有了弟弟，爸爸妈妈什么好东西都不会给我，全给弟弟。”深层次的原因表露出来了。今天的讨论到这里结束，大家可以继续共同讨论，后面就进入了解决问题阶段了。如何解决问题，大家集思广益一下，我会利用课余时间跟大家说后边我是怎么做的。

第四次问话训练

该案例的来访者是个30多岁的女性，离异，一人带孩子。她对自己的沙盘是这样描述的：“我自己在右侧站着，后边有一个房子，代表我的家，后边的那片花是我家周围的环境；一个饮水机，代表我家的设施。左边的恐龙和这个大巴车、滑板都是孩子玩的玩具；前面有一个很大的沙发，另一边是一个厨房。整个环境就是我的家庭内部环境。里边的人物右边是我，左边是我未来的丈夫，下面是我的父亲，跟我们生活在一起。”描述的时候，她说孩子正跟她未来的爸爸在一起玩，玩得很开心，她站在一边看。沙盘的主题是“理想的家”。

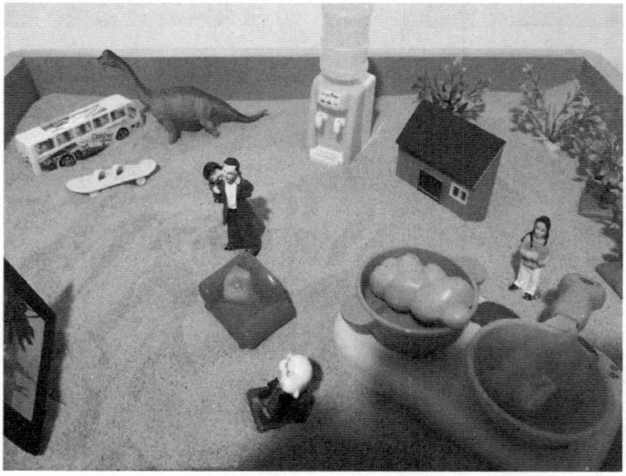

图12-2　个体沙盘作品“理想的家”

笔者：针对这些信息，大家首先确认一下焦点问题。

李C：出现了不存在的人。

笔者：“不存在的人”是什么意思？

李C：未来的丈夫，现在还没有。

周X：主题也是一个焦点问题。

笔者：主题是什么焦点问题呢？

周X：未来的家。

笔者：这是一个问题，还有吗？

周X：描述中，她说站在一边看孩子和“爸爸”在一起玩，沙盘上却没有看到。

笔者：这也是个问题。大家讨论一下看看还有什么焦点问题？

卢K：饮水机、灶具和房子的比例有些突兀。

笔者：卢K，可能我照相的角度对这个问题有影响。

刘L：未来的家为什么孩子和她未来的丈夫在玩，她站那么远看呢？

笔者：这是个焦点问题。

李X：父亲在她的家里，她站在很远的地方看她未来的丈夫和她孩子玩。

刘L：还有她和她父亲的距离也很远，孤零零地站那里。

笔者：是，这也是焦点问题。

双Y：描述中说她站在一边看，沙盘中的人并没有看着她。

刘C：来访者说现在的丈夫陪孩子在玩。

笔者：大家看看还有没有其他的焦点问题？

刘C：现任丈夫背着的小女孩儿是谁？

卢K：孩子的玩具为什么在离家那么远的地方？

杨Y：整个沙盘场景是屋子里面的设施和人物，可是在人物的后边又出现了一个房子，那这个场景到底是屋里的还是屋外的？有点矛盾。

刘 Q：已经是家了，怎么还要有一个房子代表家？

笔者：她说的是这个房子代表家，因为不能在里边摆东西，所以摆成外面的样子。

翟 H：来访者距离她未来的丈夫和孩子有点远，从图上看她眼睛是看着父亲方向的。

张 M：家里的人彼此不看对方，且距离较远。

李 X：孩子的玩具，还有家居设施特别大，人物特别小。

张 C：沙盘中人物摆放位置和密切度体现不出主题的意义。

笔者：好了，在这些焦点中，大家觉得抓住哪一个焦点开始问话比较合适？

刘 C：理想的家。

郭 N：为什么是未来的家？

刘 Q：站得远。

孙 J：为什么是理想的家？

笔者：刘 Q 是对的。我们就以夫妻之间的距离作为一个焦点问题开始问话。第一句应该怎么问？

郭 L：你未来的丈夫在和孩子玩，你和你父亲在干什么？

杜 J：未来的家为什么孩子和你未来的丈夫在玩，你站那么远看呢？

双 Y：家里的几个人都在干什么？

笔者：杜 J，这个问话治疗师的主观性比较明显。

张 C：描述中，来访者是在看孩子和未来的丈夫玩，实际却没有看，而且离得比较远。

尹 J：孩子和丈夫玩得那么开心，你怎么站那么远？

笔者：尹 J，这句 已经有判断在里边了。

刘 C：你可以看到丈夫与孩子在玩吗？

牟 Q：在这个家中，你有什么感觉？

周X：你在干什么？

张C：来访者是在看灶台，与描述不一致。

郭N：孩子和爸爸在玩，你在干什么呢？

笔者：郭N，前半句是多余的。

王W：既然在看丈夫和孩子玩，那你听到他们在说什么吗？

张M：你看到了什么？

卢K：你在干什么呢？

王W：你能听到他们在说什么吗？

笔者：王W，这句问话有什么目的？

张C：你在看哪里？

翟H：你看他们在玩，你心里什么感觉？

何X：现在，看着沙盘中的丈夫和孩子，你有什么想对他们说的吗？

杜J：你为什么离他们那么远呢？

笔者：何X，这句问话的目的是什么呢？

杨Y：你观察一下你，从你的视线看过去，能看到什么？

笔者：杨Y，这句有诱导性倾向。“为什么是理想的家”，这个问话比较贴近，但语言表述上还是有点问题。

张P：请谈谈你理想的家。

刘C：您说这是理想的家，可以具体说说吗？

刘F：为什么是理想的家？是合适的话题。认同！

笔者：刘F，也许确实是这样，但我们的问话不应该一下子就直接点到这个问题，而要催化她自己的觉察。

尹J：理想的家是什么意思？

孙J：您说这是理想的家，可以具体说说吗？

张Z：描述一下你理想的家。

张C：理想的家能实现吗？

笔者：张 C，这是封闭性提问。张 Z 的这个问法相对较好一些。

牟 Q：催化当事人的觉察，我觉得“描述一下你理想的家”比较好。

笔者：对。她的回答是：“一家人幸福美满地生活在一起，他很爱我的孩子，跟孩子处得很融洽，也很理解我。”我们下一句怎么问？

牟 Q：“理解”是什么意思？

王 W：“也很理解我”是什么意思？

笔者：先分析这句话里的关键词是什么？

双 Y：爱孩子、理解我。

笔者：这句话强调的是什么？

刘 C：也很理解。

王 W：理解我。

李 F：先爱孩子。

郭 L：孩子是第一位。

马 H：爱孩子，理解。

郭 N：爱孩子。

笔者：郭 L 是对的，她就是这个意思。她关注的焦点是孩子。大家一定要注意潜台词是什么，就是她想表达的真正意思是什么，务必要搞清楚。如果搞不清楚，下一句问话可能就会跑偏，就不能够达到较好的催化效果。那么，后面的问话应该怎么问？

翟 H：看来你很在乎孩子的感受？

周 F：怎样才算爱孩子？

杨 Y：你觉得他怎样做算是爱孩子。

笔者：翟 H，这句话有评判和判断的意思。

王 W：理解你什么？

尹 J：你觉得怎么做算是爱孩子。

郭 N：具体说说。

孙J：怎样才是很融洽？

笔者：尹J，偏离主题了吧？

牟Q：你想让孩子得到什么样的爱？

笔者：牟Q，偏离主题了吧？

刘C：您认为婚姻是谁的事情？

杜J：你觉得在你们未来的婚姻中，你和他的关系是第一位的，还是他和孩子的关系是第一位的？

笔者：杜J，你说的这些是扣到主题了，但是问话太烦琐，且有封闭式提问。再就是问题太直白，难有催化的效果。

杜J：想一想婚姻的基础是什么？

尹J：你觉得谁最重要？

刘C：婚姻中，什么是最重要的？

周F：为什么说很爱孩子，也很理解你就是幸福的生活？

郭L：你觉得未来婚姻中亲子关系最重要吗？

笔者：郭L，这是你自己的问题。

刘Q：你觉得他对孩子的态度在你们的婚姻中占什么位置呢？

笔者：郭Q，这也是你自己的问题。

马H：你觉得他对你除了理解，还有什么？

尹J：爱孩子重要还是理解你重要？

笔者：尹J，这也是你自己的问题。封闭式提问，选择题！大家扣住“理想的家”这个主题，和她前面的回答结合起来想想怎么问？

王W：谁的理想？

郭N：这样就是你“理想的家”了吗？

张Z：什么样的男人才会既爱孩子又理解你？

张M：你觉得一个理想的家中，什么关系更重要呢？

尹J：理想的家中，什么是最重要的？

笔者：张 M 的问话相对比较合适。“理想的家中哪个因素是最重要的？”我当时是这样问的，大家觉得合适吗？她的回答是“当然是夫妻关系最重要”。说完这句话的时候，她突然一下停顿了，然后说：“我知道了，我明白为什么找男朋友一直没有合适的。原来我只注重让他如何接纳孩子，而忽略了自己的需要。”我们之所以选择这个案例进行讨论，是因为它看似简单，实际上有很多歧路，有可能会把治疗师带偏；并且一开始是从构图上发现问题，却从她的回答中暴露出了新问题。所以说，在问话过程中一定要注意识别和分辨来访者语言背后隐藏的真正意思。今天的训练就到这里，希望大家回头仔细回味一下今天的内容。我觉得这是一个很有代表性的案例。在我们经手的个案中，可能经常会遇到类似的问题。如果问题判断准确了，问话不需要很多，这个案例的有效问话也就三两句。

周 F：常老师，您在构图中发现了什么问题？能讲一讲吗？

笔者：一开始大家都讨论到了，就是她并没有看自己的丈夫，并且间隔得距离很远。

杨 Y：常老师，有个问题：描述中说她在看丈夫跟孩子玩，实际上她没看。同时，她说幸福美满地生活在一起，丈夫很爱我的孩子，和孩子很融洽，也很理解我。她的关注点一直都在自己和孩子的需求上，却没有考虑对方的需求。这能作为一个问题吗？

笔者：杨 Y，这个问题在前面的讨论中已经涉及了。

第五次问话训练：周末回家看父母

来访者描述：“周末，我跟孩子、老公回家看父母。因为平时工作很忙，还要带孩子，没时间回老家，却很牵挂父母。每次回家都有一种很好的感觉，童年的感觉，所以感到回家是非常幸福的。左上角是我们一家四口，左下角是我的父母，左边是家里的房子、右边是院子。父母看到我们回来很高兴，去果园摘了很多水果，收了一些新鲜的蔬菜。果园和菜园是在一起的。我们和孩子开心地在果园边上看里面种的水果和蔬菜。果园里还有一眼水井，是我小时候就有的水井，记忆特别深，特别亲切。”她的沙盘主题是“周末回家看父母”。

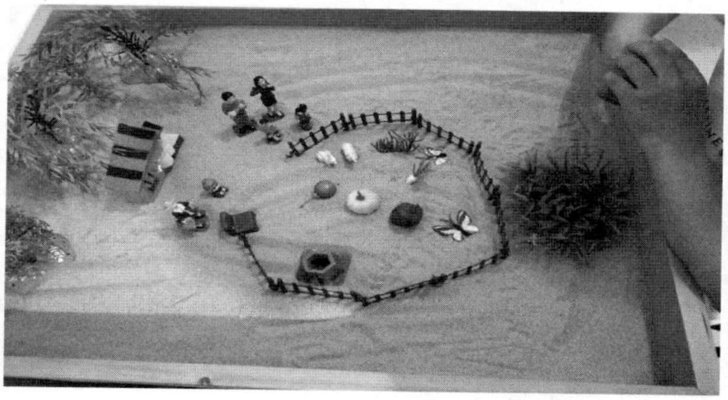

图 12-3　个体沙盘作品“周末回家看父母”

此处省略寻找焦点的过程，从确认焦点环节开始。

笔者：我们现在概括一下刚才大家讨论的这三个疑点问题：第一，回家看父母，但并不看父母，而是在看果园；第二，跟父母保持的距离远；第三，自己一家人跟父母不在家（栅栏）里边。

杨 Y：我感觉这个场景很像以前的农村场景，房前是正规的庭院，整洁干净，然后用围墙隔成另一个院子，里边种的是瓜果蔬菜，养的家禽，还堆放了一些杂物。

笔者：杨 Y，你被移情控制了。大家思考觉察一下，这几个焦点指向哪一个问题最多？

郭 N：不看父母。

张 C：和父母的距离远。

王 W：与主题不符。

周 L：她的孩子不看她，她不看她的父母。

笔者：假如从第三个问题启动问话，第一句问话应该怎么问？

郭 N：你们在做什么？

孟 H：你们现在是在哪里？

郭 L：这个栅栏里是你父母家现在的情形吗？

张 C：你们为什么站在栅栏外面？

张 P：你们一家人跟你父母在做什么呢？

笔者：郭 L，你的这个问话会不会让作者感到莫名其妙？

周 L：你们和父母都在看什么？

王 W：你看到了什么？

笔者：因为主题的重点是“看父母”，所以不能问她父母在干什么。因此，我感到问“你们在干什么”是比较合适的。她的回答是，“我看到了小时候院子里的那口井，印象特别的深，还有养的一些家禽。”下一句该怎么问？

周 L：为什么对那口井印象特别深呢？

杜 J：看到那口井，让你想到了什么？

张 P：谈谈那口井吧！

郭 N：这跟你看父母有什么关系呢？

翟 H：看到这口井给你的感觉是什么？

宋 Y：可以说说你的小时候吗？

笔者：大家再确认一下，这个沙盘的主题是什么？

王 W：周末回家看父母！

张 P：我们被带偏了。

刘 Q：我们？

笔者：刘 Q，我当时就是这样问的，“我们？”然后她说，“事情就麻烦在这里。我很想每个周末都回去看看父母，但是孩子们和我的父母不亲，他们勉强去了也是只喜欢院子里的动物，不等我跟父母说会儿话，他们就急着要走。”然后该怎么问话？

张 P：为什么会这样呢？

张 C：你是怎么做的呢？

孙 J：发生了什么？

牟 Q：你想跟父母说什么？

笔者：不要想得太复杂，假如是你，你会怎么说？大家体会一下这段话里的潜台词。

马 H：潜台词就是，不是我不想回家看父母，是孩子不愿意。

宋 Y：孩子跟外祖父母不亲。

牟 Q：想要孩子们跟老人亲。

杜 J：为什么回家看父母必须带上孩子们呢？

笔者：杜 J，接近了！

孟 H：好像把不回去看望父母的原因归于孩子们。

郭 N：回去看父母很麻烦。

笔者：郭 N 跑偏了。

孙 J：潜台词是想回家看父母，但孩子和父母不亲。

何 X：潜台词是孩子。

杜 J：潜台词是她想让孩子们和她的父母更亲近一些。

笔者：我的问话是“为什么要让他们去呢”，因为她的一段对话里已经没有父母了，而是强调她与孩子的互动关系。

翟 H：孩子小的时候，一般回娘家都要带孩子的。

笔者：翟 H，你说说是为什么要带着孩子？

刘 Q：那她是怎么回答的呢？

笔者：她的回答是，“我想让父母知道我在家里说了算，让他们放心。”接下来该怎么问？

郭 N：为什么你说了算，父母就放心了呢？

李C：那现在这种状况，你觉得父母放心吗?

王X：带着孩子一起去父母家就说明你在家说了算吗?

周P：父母能感到你说了算吗?

笔者：周P，接近了。

翟H：为什么是你在家说了算，父母就放心呢?

张C：孩子不听你的，你父母会放心吗?

马H：为什么父母觉得你说了算才放心?

笔者：又推理了!

王W：你的目的达到了吗?

刘Q：那父母放心了吗?

孟H：父母现在是什么感觉呢?

郭N：为什么你要说了算?

牟Q：他们不放心什么?

笔者：牟Q，也很接近了。我当时问，“让父母放心?”她回答：“嗯，因为父母总感觉我不像大人，从小贬低我，我很反感他们。”下一句应该怎么问?

周萍：为什么会这么想呢?

李F：来看父母就不反感了?

何X：你做了什么让父母觉得你不像大人?

笔者：何X，又返回了!

牟Q：你觉得怎样做才是大人?

翟H：刚开始不是说每个周末回家看父母很开心吗?

马H：既然很反感，为什么还愿意每周都回来看他们?

牟Q：为什么父母觉得你不像大人?

王W：你很反感他们，为什么还很想每周末回来看他们呢?

笔者：王W，你的也接近了。我是这样说的，“你很反感，可你刚才说每周都回来看他们很开心。”她回答：“这就是我长期纠结的问题。我对父母现在是心疼牵挂，又跟他们赌气，想证明我自己。”大家说一下，下一步应该怎么处理？因为这句对话以后，咨询就基本结束了。

何X：找到问题了。

张C：赌气？你多大了？

王X：赌气和证明自己之间有什么联系？

笔者：何X对了！

马H：常老师，找到问题就不管了，等下一次继续？

笔者：找到问题当然要解决问题。

何X：最后怎么问才能启动来访者的自身力量去做些改变呢？

笔者：张C说得对！

杨Y：你想证明什么？赌气能证明吗？

笔者：她自己明确地觉察到这就是她长期纠结的问题。她最后的超越就是改动了沙盘，保留了一个场景——自己跟父母在一起说话。

宋Y：常老师，在她改动之前，您是怎样问的？

笔者：我是想让大家说一下，这句话应该怎么问。

宋Y：如果你已经不赌气了，你回家的场景是怎样的？

杨Y：你能想到什么办法让自己不再这么纠结？你能在沙盘中尝试体验一下吗？

张P：你怎样改变就不再纠结了呢？

王W：你现在可以在沙盘里解决这个问题。

何X：再来看一下沙盘，你觉得怎么改动可以让你不再这么纠结？

笔者：何X、杨Y，就是这个意思，但要怎么问？

牟Q：如果能让你不再纠结，你会怎样？你会做怎样的调整？

笔者：大家的觉察都很正确，她已经聚焦到所纠结的问题上了。“怎样才能解决你这个纠结呢？不管现实生活中能不能做到，请你在沙盘中尝试一下。”这是我最后一句问话！然后，让来访者体验超越后的沙盘。

第七次问话训练：我的王国

来访者是一个13岁的小男孩。他做的沙盘里有飞机、车辆，中间是沙漠绿洲中的一个宝塔，还有一个跟城堡一样古老的房子。沙盘的主题就是“我的王国”。

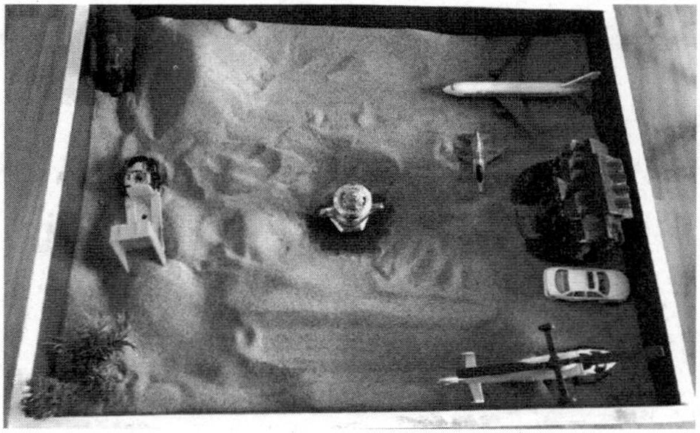

图12-4 个体沙盘作品“我的王国”

笔者：根据这些信息，大家讨论一下怎样启动问话？

周X：这里面有你吗？

孟H：你在哪里？

周L：你的王国？哦！国王在哪里？

笔者：先确定焦点问题是什么！

周L：焦点是没有人。

周X：主题是“我的王国”，沙盘里没有看到人。

王W：“我的王国”，却没有“我”。

笔者：好，怎么问？

尹J：你说这是你的王国，那么你在哪里？

张 P：你在里面吗？

王 W：请描述一下你的王国。

张 Z：你在里边吗？

笔者：张 P 、张 Z，可以这样问。他的回答是“这是我想象中的王国，我没去到那儿”。再怎么问？

周 X：你在哪里呢？

张 P：来谈谈你的王国吧！

周 L：你去哪里了？

王 W：描述一下你想象的王国吧！

笔者：返回了！

麦 Z：你想象中的王国，假设你就在这里，那会在什么地方？假设你去过，你会去哪里？

笔者：这些说法没有扣住他的对话主题。

周 L：为什么你不在自己想象的王国呢？

刘 Q：为什么是想象的呢？

周 X：为什么有这样的想象？

王 W：你为什么没想象自己在里面呢？

笔者：周 X，这个基本可以。我问的是“为什么是这样的想象”。

尹 J：“为什么是这样的想象”和“为什么是想象的”，这两个问法有什么区别吗？

笔者：大家体会一下这两句话的区别。

张 M：加上“这样的”，紧扣焦点。

孟 H：第一个问话侧重于想象的内容，第二个侧重于区分想象和现实。

王 W：“为什么是这样的想象”建立在来访者回答的基础上，继续深入；“为什么是想象的”是走回头路了。

尹J:“为什么是想象的”，这样问容易引起来访者的抗拒。

笔者：他回答说“因为这样的世界我很自由”。

王W：自由?

笔者：王W，我就是这样问的。他回答，“嗯，他们没法欺负我了。”

王W：他们是谁?

笔者：王W，对!

刘Q：他们?

笔者：刘Q，这样也可以。他回答“那几个同学”。

刘Q：他们怎么欺负你呢?

笔者：这样问合适吗?

张M：你们发生了什么?

赵M：怎么了?

杨Y：发生什么事情了?

刘Q：怎么回事?

笔者：如果问这些问题，就会激发他的一些情绪和二次伤害。这是很重要的一个拐点。他选择的是逃避，而不是面对这些伤害。

杨Y：你怎样做他们就没法欺负你了?

笔者：杨Y，接近这个意思。

杨Y：不管你在生活中能不能做到，在沙盘中尝试一下?看看你怎么做，他们就没法欺负你了!

王W：你是说假设你在想象的王国里，他们就没法欺负你了?

笔者：王W，这样问会加重他逃避的想法。事实上问到这里，问话的走向是比较困难的。

孟H：你觉得有谁可以管得了他们呢?

笔者：孟H，这是意识层面的半封闭提问。

周L：你的王国你说了算，你看咋办呢?

王W：你可以在沙盘中尝试实现自由。

笔者：当时我也觉得再往下问话会很困难，就沉默了一会儿，然后问他“假如能有这样的王国，你还要回来吗”。他的回答是，“这都是想象的，我肯定要回来。”

孟H：这意味着面对。

笔者：我想把他催化到如何面对现实上来。下一句怎么问？到这里就容易点了。

张M：回来，你会怎么做呢？

郭N：你要做些什么才能让你到这样的王国里？

王W：你回来以后，有什么办法让他们欺负不了你？

笔者：郭N，好不容易把他拉回现实，你又把他推回去！

周X：假如回来还会有这样的情况，你怎么办？

笔者：周X，这样基本可以！我这样问：“现在我们讨论一下有哪些方法能改变这样的状态？”他的方法是通过来自老师和家长的帮助。最后他说，“我也可以直接跟他们好好说说！”然后他说“没问题了”。沙盘结束。

第八次问话训练：热闹的街道

来访者是一个初中二年级的男孩。他对做完的沙盘是这样描述的：“正好是早晨上班的时候，车比较多，人也比较多。旁边是人行道，人行道上走着好多人，包括我自己。我是在人行道上拿相机的那个人。路的一边有很多设施，学校、商店、银行等。左上角是一个银行，我走在去银行取钱的路上，但还没走到。看到街道这么热闹，我就想在路边拍摄一下早晨的风景。”他给沙盘命名为“热闹的街道”。

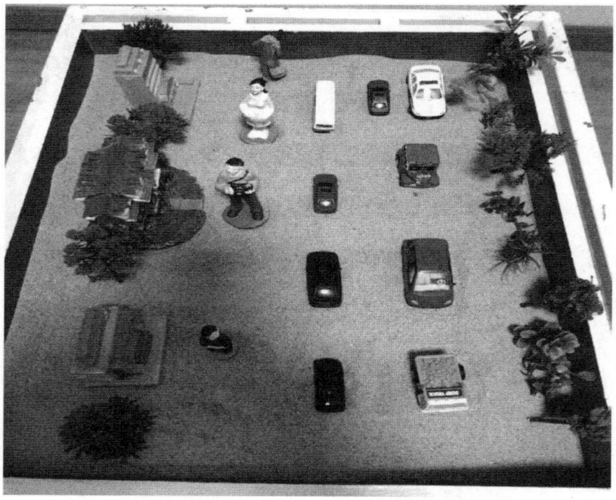

图 12-5 个体沙盘作品“热闹的街道”

笔者：大家根据这些信息，首先觉察一下，有没有什么问题？如何寻找焦点？

张 N：他要去取钱，可朝向不是银行方向。

孟 H：热闹吗？

张 N：人都是朝向一边。

张 C：去取钱为什么要拿相机？

笔者：张 N 、张 C 是对的。

孟 H：我不觉得人的走向有什么问题。

张 N：来来往往。

张 C：上班的时间，他为什么没上学？

笔者：张 C，这是你的问题。

孟 H：我觉得“热闹的街道”这个命名和呈现的场面不相符。

张 C：去银行取钱为什么已经走过了银行？

笔者：孟 H 是对的。张 C，你继续说。焦点问题的轮廓已经出现了，如何归纳成一句话？

张 C：他叙述的目的地与场景不一致。他关注的问题与说的目的不相符，存在矛盾。

笔者：那该怎么问？

马 H：取钱，怎么又去拍风景？

笔者：对。该怎么问？针对这个焦点问题，大家说一下，如果展开问话？

孟 H：你说你想去银行取钱，可我看到的是你走路的方向好像并不是银行。

张 C：你看一下，你是在去银行的路上吗？

张 Z：你要取钱，拿着相机去干吗？

笔者：孟 H，这样话太多，并且使用的是质疑的方式。

马 H：你说你要取钱，为什么不直接去银行，而是在拍风景？

笔者：马 H，这个是半封闭式提问；张 Z，这只是你自己的好奇。

宋 Y：为什么拍风景？

笔者：宋 Y，你也很好奇呢！

牟 Q：你还要去取钱吗？

马 H：看着街道的景象，感觉你心情不错啊，这与你取钱有关系吗？

笔者：牟 Q，你这个可以。马 H，你的问话目的是什么？

尹 J：你说你要去银行取钱，你看一下你现在在哪里？

笔者：尹 J，你很接近了，但还是问得有点多。

马 H：你说你要取钱，不直接去银行，而是在拍风景，这是为什么呢？

张 L：那你现在在哪？

李 Y：你要去银行，现在在哪里？

笔者：张 L，你也接近了，但还不太准确，再考虑一下。

刘 F：你现在还要去哪里？

宋 Y：你现在打算去哪儿？

牟 Q：你现在是在干什么？

李 Y：你想去取钱，现在你在干什么？

笔者：刘 F、宋 Y 有点偏了！牟 Q 的也行！我问的是“你现在正在干什么”，他的回答是“我正在照相”。李 Y 说的 多了半句，大家再考虑一下，下一句怎么问？

李 F：那怎么去取钱？

李 Y：为什么在照相？

张 L：那什么时候去取钱？

笔者：李 Y，是这个意思，但是该怎么问？

卜 J：去取钱，为什么却在照相？

李 Y：照相和取钱的关系是什么？

张 Z：照相和取钱有关吗？

笔者：张 Z、李 Y、卜 J，你们的问法是逻辑层面的思考，不能启动他的觉察！

张 N：你不是要取钱吗？

卜 J：为什么这时候想照相呢？

笔者：张 N 是封闭式提问！卜 J 的这个觉察很好，但是提前了。

李 Y：照相？紧接着问“为什么”。

张 Z：照相？

李 F：照相还能取钱？

笔者：张 Z、李 Y 这样的问法就没法朝深处催化。李 F 的提问 脱离了焦点！

王 W：照的什么相？

笔者：王W，对此你很好奇吗？

宋Y：为什么要取钱？现在在照相吗？

笔者：宋Y，你一直在这个问题上打转，就没法深入下去。

牟Q：你什么时候去取钱？

张N：那你出来干什么？

笔者：牟Q，这关你什么事？张N的提问接近了！

周X：你为什么出来？

张C：你出来照相重要，还是取钱重要？

笔者：张C的是 单项选择题，封闭式提问。

孙J：为什么没有去取钱？

张P：你出来的目的是什么？

牟Q：你来这里是干什么的？

笔者：张P的接近了，接近了！

翟H：你今天是为什么出来的？

笔者：翟H，可以这样问，但前面加上“可是”更好！

王W：你今天出来是为了照相吗？

笔者：王W，这是封闭式提问！我问的是“可是你今天到底是出来干什么呢”，加上“可是”，把这句话变成面质！他回答：“是的，是出来取钱的！”下一句应该怎么问？

张N：那你现在是在做什么？

王W：出来取钱的？

宋Y：哦，取钱的，那为什么在这里？

张L：为什么没直奔银行？

笔者：张L，这又是意识层面的逻辑思维！

孙J：取钱？为什么现在在这拍照？

王W：哦，是吗？

笔者：他会说，“嗯，是的！”

张C：哦，你是来取钱的，那你现在在做什么呢？

笔者：张C，你又回到上面一层了！

张N：嗯？那现在在做什么？

笔者：张N也回到上一层了！

牟Q：那你现在会怎么做？

王W：哦，可是你现在在照相。

笔者：他会说，“是呀，怎么啦？”

张L：怎么没直接去取钱？

笔者：王W、张L，这些问话都不是沙盘问话的方式，而是现实中的对话交流，很难起到催化作用。

张N：哦！是出来取钱的，拍照和取钱有什么关系？

笔者：张N，你怎么对这一点这么好奇？

王W：你说出来取钱，现在在照相，这是为什么呢？

尹J：你说去取钱，为什么又在照相？

马H：为什么不直接去取钱？

笔者：大家想得太复杂，走进了一个误区，自己把自己给框住了！

王W：接下来呢？

笔者：王W的提问很赞，但问的还是有点不明确。这样问好不好——然后呢？他的回答是“然后再去取钱”。还没往下问，他就又说，“我这样做错了，应该先去取钱。”现在已经启动他的充分觉察了，下一句应该怎么问？

马H：为什么“错了”？

王X：做错了是什么意思？

笔者：马H、王X，这样的提问放在前面都很好，但是放到这里不合适，有更简单的问法。如果我们就在“做错”两个字上做文章，他就会有种被追打的感觉！

周 X：继续说！

笔者：100 分！他接下来又说，“这就是我的毛病。我妈妈和老师都说我做事分不出主次来，一件事干不完就去干另一件。”提醒大家一下，到了该解决问题的时候了！时间到！怎么超越已经很简单了。

第十三章　沙盘治疗的催化促进技巧

沙盘治疗是实践操作性非常强的心理学技术。作为沙盘治疗师，除了认真扎实地学好沙盘治疗的相关理论，实践中灵活运用这些理论，还要不断总结实际操作中的经验教训，更好地指导实践。沙盘治疗的定义强调治疗师的作用是“促进”作用。因此，沙盘治疗中，治疗师必须将自己定位于能起到促进作用的角色上。

一、从客观觉察进入沙盘

人们对客观世界的认识是从感觉到知觉。感觉是最初级的认识活动，是大脑对直接作用于感觉器官的客观事物的个别属性的反映。感觉是知觉、记忆、思维等复杂的认识活动的基础，也是人类全部心理现象的基础，是最简单、最基本的心理活动。同时，感觉又对知觉、记忆、思维、认知等起到决定性作用。感觉的偏差会导致后面一系列思维活动出现错误。

沙盘治疗强调从客观觉察的层面进入沙盘，就是强调从客观感受进入沙盘。一旦回到用感觉感知世界和事物的时候，也进入了一种放松的状态，本身就有疗愈作用。沙盘治疗师启动和使用的感觉主要是视觉、听觉，更多的是二者的结合。我们观察来访者选择玩具、制作沙盘；对照沙盘构图倾听来访者的描述，讨论沙盘中的焦点；观察来访者在治疗中情绪的变化，体验其语言表达中的潜台词，这一系列过程都是通过视觉和听觉以及二者的结合来完成的。这里的“客观觉察”就是我们在用视觉、听觉接收到信息后，要停留在感觉层面与现实世界的对比上来，而不能把感觉到的信息与自己的经验、知识挂钩，更不能用主观经验分析判断感官接收到的信息。一旦我们的主观经验进入沙盘的觉察，觉察就会失去客观性，成了自己经验的解析。以发现焦点为例，如果来访者在沙盘中呈现出了多个自己的存在，我们用客观觉察的方法一听一看就明白，这在现实中是不可能的，这样很容易就能确认焦点。当来访者把这种布局解释成为“这是理想中的我、这是现实中的我、这是过去的我、这是未来的我”，你的思维活动若被这样的描述引导着进入对方的心理需要状态，或加进了你的主观生活经验，甚至共情，可能就会感到他的解释是合理的，便很难觉察到焦点问题。所以说，客观觉察是进入沙盘的关键环节。

二、焦点处理的技巧

焦点处理是沙盘治疗中最重要的一项工作。能不能准确找到焦点并将之合理化，直接关系着沙盘治疗的效果。因此，首先要准确锁定焦点。如何寻找焦点前文已有详尽说明，此处不再赘述。找到焦点后还要进行确认，要把自己觉察到的焦点推送给来访者，通过问话的方式让对方确认是不是焦点。比如前文提到的小 A，笔者就问他“动车又快又安全”是什么意思。对于焦点问题，来访者都是无法自圆其说的。既然找不到合适的理由，那么这个疑问就可以确认是焦点问题。反之，就不能认定是焦点问题。如果小 A 解释说，“我在航空公司工作，平常在天上飞，看不到地面的景色，跟我媳妇坐动车出去，可以领略一下沿路风光”，有了这么一个合理的解释，就不能认定这是一个焦点问题。

锁定焦点后，就要将其聚焦放大，并进行讨论。讨论过程中要注意这样几点：一是所有讨论要紧扣焦点，不讨论与之无关的内容。二是一次沙盘治疗只讨论一个焦点。有时候，同一个沙盘中会呈现多个焦点，抓住一个焦点进行催化促进就可以。通常情况下，只要是当下呈现出来的焦点问题，最终讨论结果都会归结到一个焦点上来。三是一旦抓住一个焦点问题，就要一竿子插到底进行透彻地催化促进，步步紧逼。既不能围绕焦点问题讨论到深层原因时，再返回客观觉察的层面，也不能一个焦点没讨论完，又转换到另一个焦点上。

三、灵活掌握和变换治疗师在沙盘工作中的位置

沙盘治疗中，治疗师与来访之间的互动是非常巧妙而复杂的，整个过程充满了戏剧性变化：有平静，有追赶，有等待，有娓娓道来，有愤怒的呐喊，又有若即若离的相持，还有亲密的“拥抱”等。这些情绪的波澜和流动被治疗关系记录得清清楚楚。然而，这些是不为外人所觉察的，也不是用语言和行为能完全真切表达出来的，甚至不是每个治疗师都能感受到的。这是治疗师与来访者心灵的沟通，只有经过训练和实践经验丰富的治疗师在全身心投入与来访者的互动时，才能体验感受的神奇的境界。

在沙盘治疗的创造阶段，治疗师要高度关注来访者制作沙盘的全过程，包括每一个动作、每一个表情；关注这些构图是怎样发展、形成的，同时还要体验来访者在进行这些活动时的情绪情感，甚至探索对方产生这些行为、情绪的原因和去处。这就像谍战剧中那些跟踪盯梢的情节一样，要认真观察被跟踪人的行动轨迹和去向。过程中，跟踪者必须保持跟随状态，既不能被发现暴露身份，又不能让目标丢失。沙盘治疗师就像一个跟踪者，要跟踪来访者行动和心理轨迹，以此探索对方的目的，但不能做主观臆断。既不能完全被来访者所吸引，成为被动的跟踪者，失去觉察能力；也不能超越来访者，或预期某种结果的出现。治疗

师不能推理或期待来访者下一步的动作，只能静静等待，要从来访者行为和情绪的变化中觉察问题、寻找线索。这个过程又很像孙悟空跟随唐僧西天取经，既要紧紧跟随取经队伍，又不能仅仅作为一个跟随者而淹没在队伍中，要时刻谨记自己的职责，经常一个筋斗云跳上天空，观察沿途是否潜藏凶险，还要跳出队伍观察队员的情况；有时还要使出分身术，肉体留在取经队伍中，魂灵却跳到空中观察。沙盘治疗的口语交流阶段也是这样，治疗师既要充分理解体验来访者，又不能陷入对方的情绪之中，要时时保持清醒头脑，发挥催化剂的作用。

四、牢记治疗师的镜观作用而不是陪伴的作用

综合取向的沙盘治疗中，来访者与沙盘元素建立了咨询关系。治疗师起到的是催化促进的作用，要像一面镜子，让来访者通过这面“镜子”看到自身存在的异常点。镜子就是现实标准，而镜子里出现的画面是偏离现实状态的异常现象，即来访者在镜中看到的是变形的自己，是偏离真我的自己，从而启动了自己的觉察。在促进来访者觉察的过程中，治疗师不要将主观的认知、情感等通过移情、认知的方式传递给来访者，要激发来访者进行自我发现。陪伴是一种平行的存在，也可以应用在沙盘游戏疗法中。因为沙盘游戏疗法的理论是以精神分析和分析心理学原理作为基础，必然要运用精神分析的理论指导实践。精神分析强调建立的咨询关系是在来访者与治疗师之间，其工作也是通过建立关系、移情、投射、共移情等方式来实现。所以，在沙盘游戏疗法中使用“陪伴”的概念是合适的。沙盘治疗则不然。

五、要避开意识层面或现实层面的讨论

沙盘治疗具有神奇高效的作用，因为它能直接进入人类内心世界的深处，通过沙盘构图呈现连接到内心世界的情节。当沙盘治疗进入觉察

环节后，必然要脱离意识层面的思维，而进入非意识层面的觉察和思维。但具体实操中常会出现停留在意识层面的讨论，一般是没有精准锁定焦点所致。有时候是焦点催化的力度不够，方向错了；有时候是因为来访者出现阻抗，不愿向深处探索。治疗过程中，治疗师对以上问题一定要及时觉察，随时调整工作的方向。如果来访者出现阻抗，一般会引入一些现实问题进行干预讨论。此时，治疗师若回答来访者提出的问题，就意味着自己被来访者控制了，治疗关系中的角色和方向都发生了偏转，使治疗难以进行下去，自然也不会有任何效果。正确的做法是，一旦来访者提出现实性问题或意识层面的问题，治疗师不要回答，而是反问："你为什么要提出这个问题呢？"这样就阻断了来访者在意识层面的干扰，使讨论继续朝着焦点的深处催化。

六、防范控制

沙盘治疗中，防范控制是必须关注的一个问题。因为控制一旦出现，就很难再使催化来访者的觉察进行下去。控制分为两种情况，即单向控制和双向控制。单向控制又分为治疗师控制来访者和来访者控制治疗师。前者表现为治疗师将主观感觉的问题作为讨论重点，总是让来访者回答自己的问题，而这些问题不是来源于来访者的沙盘呈现，只是治疗师本人的好奇而已。出现这种情况的原因一般是来访者没有找到焦点，于是治疗师开始进行试探性地提问，或是将自己的投射当成来访者的投射，并按照主观想象和主观逻辑的推断，强迫来访者承认自己的观点。这样就使沙盘治疗失效。来访者控制治疗师的情况也时有出现。比如来访者绘声绘色、动情的描述，常常让治疗师进入一种情不自禁的共情状态。出现这种情况后，后面的工作就谈不上效果了，因为治疗师已经不能站在客观角度觉察问题并发挥催化促进作用。双向控制就是以上两种控制交互作用。比如治疗师受来访者情绪的感染，又产生了新的情绪，并以主观的判断和推理引导后面的讨论，来访者也紧密配合，跟随治疗师的话题和思路，这就表现为一种双向控制。避免出现控制的方法是治疗师要把控局面，始终保持自己作为一面“镜子”的状态，让来访者在镜观中觉察自己的问题。治疗师要做的只是倾听来访者语言描述本身的意义，而不进入自己感情的连接和体验，更不能为来访者的话题所吸引，进入一种共情的状态，或在来访者话题的触动下，进入自己经历过的事件并出现情绪反应。一旦觉察自己被来访者控制的时候，必须立即转移话题，回到确认的焦点上来。

七、破解阻抗

沙盘治疗是一种低阻抗的心理治疗活动。但由于种种原因，有时也会遇到来访者出现阻抗的情况，主要表现为：沙盘构图和语言的重复；制作沙盘的速度过快或过慢；过分夸张或逃避问话问题；挑战性提问或控制；故意违约或过分主动；违反规则和挑战规则等。出现这些问题时，治疗师必须立即根据不同的情况采取具有针对性的措施，扭转这种被动局面。如果来访者的沙盘构图和叙述语言出现重复，治疗师就不能再以此为讨论内容，而要质问：“你为什么要做出这样重复的内容呢？为什么反复说这些呢？”并且以此为焦点，继续向深处催化。如果来访者故意拖长或缩短制作沙盘的速度，治疗师也要进行及时干预，过快的话，就要适当延长讨论时间，并在讨论的时候通过面质等方式，更多更深地刺激对方内心深处的东西；过慢的话，可以给对方限定制作时间。如果来访者过分夸张地回答问题，可以对其夸张的成分予以忽略，只抓住焦点问题的核心进行讨论。当治疗师提问后，来访者出现逃避的情绪，可以耐心等待。若持续较长时间仍不回答，治疗师可以试探来访者：“你一直没有回答刚才的问题，我们现在是不是可以结束了？”如果来访者故意违约、违规和挑战规则，治疗师可以及时终止沙盘治疗。如果来访者仍要求继续进行治疗，就要把为何出现违规、违约的行为作为一个焦点问题进行讨论。等问题得以解决后，再进行后面的治疗。

八、关注无意识的动作和语言信息

我们在沙盘治疗中寻找焦点问题时，着眼点一般是三个方面：制作过程的信息、语言表达的信息、沙盘构图的信息。初学沙盘的朋友在实践中一般更倾向于关注沙盘构图的信息，而常常忽略另两种信息。实际上，这两方面的信息往往比构图中的信息更为重要。尤其语言表达的信息，在沙盘实践中应用得更多。因为来访者在制作过程中表现出来的动作、情绪是其本能的表达，这种无意识流露的信息更真实、更具价值。语言描述中隐藏着的潜台词也是同理。所以，经验丰富的沙盘治疗师不仅要看来访者的构图，更注重捕捉其在制作过程中和语言表达描述中无意识透露出的信息。比如一个来访者在选择某个玩具时犹豫不决，且持续的时间比较长，这就属于异常信息，需要予以重视，可以作为一个焦点进行讨论。有时来访者在制作沙盘的过程当中还会出现情绪反应，比如掉眼泪、抽搐等等，这些表现都可以作为焦点问题来讨论。

九、保持中立

沙盘治疗的定义强调治疗师要“由个案所带领”，发挥“促进”的作用。这就要求治疗师必须保持中立，以来访者和其呈现的问题为中心，发挥促进作用，紧紧围绕来访者的焦点进行讨论，而不能把自己的主观想象和推论作为讨论内容，更不能引导来访者认同自己的观点。若要保持中立，首先要注意识别并妥善处理投射与移情。比如来访者制作沙盘时，治疗师也会产生自己的投射表达和理解，但在来访者进行描述的时候，若发现对方的投射表达跟自己的不一样，要立即放弃主观的理解，转而认同来访者表达投射的意义。身为治疗师，对来访者要做到不评判、不引导、不把自己的意见和建议强加给对方。此外，不吸引来访者对自己的关注，不强调自己的作用和存在，要尽快让对方建立与沙盘元素的连接。当来访者征求意见时，治疗师要善于“踢球”不接招，可以反问对方，“你的意见是什么呢？你的方法是什么呢？”沙盘治疗中，治疗师感情和情绪的表达，也要注意保持中立，对来访者的做法和观点不要进行评判。诸如不要使用“好”“太好了”这样的肯定语气，以免这种表达给来访者造成一定的心理诱导或心理现象的强化。有时来访者在制作沙盘或讨论的过程中，会用双眼注视治疗师，渴望治疗师的表态。此时，治疗师既不能冷落来访者，也不能表达自己的态度，比较适宜的做法是用目光回应来访者，但这种回应的表情应该是“零度”的，就是让对方看到自己的回应，但感觉不到明确的态度。

以上，就是保持中立的一些经验性做法。

第十四章　团体沙盘治疗

团体沙盘治疗是运用心理学原理，把团体心理治疗和沙盘治疗有机结合起来的一种心理治疗技术，其融合、集中了团体心理治疗和沙盘治疗的优势，形成了独特的作用和效果。

一、团体沙盘中的疗效因子及其作用

1. 安全性

团体沙盘治疗的安全性来自它的界限特征：一是团体成员个人的表达投射限定在沙盘之内，讨论问题发生在成员之间。这种与现实生活割断而进入一个微妙的沙盘世界的设置，建立了一种安全的空间。二是在团体沙盘治疗中表达心理需要时要借助沙盘媒材，是一种间接的表达投射，避开了创伤和事件本身。讨论沙盘时只讨论事情，不讨论具体人，并且讨论的焦点会在成员中转移，没有完全固定的指向，所以是安全的。三是封闭团体的保密性设置确保了团体的安全性。活动中，人人都可以暴露自己，趋同感建立起了安全屏障。

2. 公平性

团体沙盘治疗中，无论是选择玩具、放置玩具还是讨论发言，每个成员的机会均等。随机产生的顺序、去角色化编号等，都强调了活动中的成员身份平等。这一切充分体现了一种公平性，每个成员都会感到自己在团体中地位平等的真实存在意义。

3. 参与性

各成员要参与团体的一切活动，制作、描述、发表观点、表达态度、提出建议、自我对照觉察等，每个成员都是遵守规则按顺序完成自己的责任和义务，无一例外地能深入活动中来。

4. 学习性

团体沙盘中，每个成员都有学习他人思维和认知方法、语言表达沟通技巧的机会，也会模仿别人的做法。讨论的过程就是集体智慧展现的过程，成员又从集体智慧中受到鼓舞，分享集体智慧，促进个人的觉察和成长。

5. 投射性

沙盘治疗技术是投射性的技术。玩具、构图、语言都是个人的投射。投射方式体现着个人应对事件和人际关系的模式。个人投射可以释放自己压抑的情绪，满足自己的心理需要；成员投射可以将自己的投射与其他成员的投射做对比，领悟别人的投射，从别人身上看到自己。通过团体投射，形成团队共识。

6. 表达性

沙盘投射出的是个人内心世界的需要。团体沙盘活动中，成员选择玩具共同组成图形，用语言描述讨论，都是成员表达自身观点和内心世界的需要。各成员把自己的表达置于团体表达中，与成员配合，整合人际关系，理解别人的表达，获得团体荣誉感和责任感。

7. 间接性

形成团体作品使用的玩具、做成的沙盘图形，虽是每个人内心世界的需要，但又是间接表达出来的。讨论的时候，大家对事不对人、对现象不对人，但每个玩具都与成员有直接的关系。成员可以以旁观者、局外人的眼光，即客观的视角分析、领悟成员，包括自己投射表达的信息。

8. 激励性

每个成员的观点或行为都有机会被团体所认同和接纳，会在团体中得到帮助。成员从这种积极参与的氛围中受到鼓舞和激励，对自己获得的成功形成成就感，从获得的经验中产生满足感，进一步建立了自信。

9. 实践性

团体沙盘模仿了社会环境和家庭环境，各成员从中学到的知识、经验、方法可移植到现实生活中，变成一种新的思维和行为模式。

二、团体沙盘的适用范围

团体沙盘避免了普通团体心理治疗中对成员加入条件的要求，任何人都可以加入团体沙盘治疗中来。在普通团体心理治疗中，组织者可能会对参与团体的成员进行筛选，比如欧文亚龙团体会列出临床上的一些观点[①]，像存在某些问题的来访者不适合参加异质性门诊来访者治疗团体，如脑器质病变、偏执型人格障碍、急性精神病或反社会人格障碍的患者；同时强调简简单单地列出哪些来访者不适合团体治疗的清单毫无意义，应主要遵循的指导方针是：来访者如果不能参加到团体的主要任务中来，他的团体就会失败，不管这种任务是逻辑的、智力的、心理的，或者人际的。对欲进入团体人员进行筛选，是认为有以上症状的人员不能参与到活动中来。因此，要以成员能不能参与到团体活动中来为筛选的标准。

① （亚隆 P193）

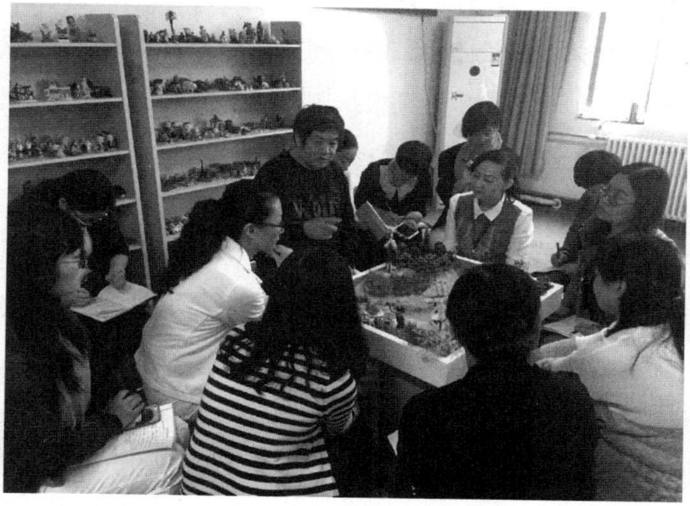

图 14-1　团体沙盘治疗

沙盘治疗是一种表达性及投射性的心理治疗方法，只要来访者能够参与制作沙盘，其自身的内在情结就会得到释放，达到一定的疗愈作用。他们可能由于种种原因不能表达或讨论，但可以学习和模仿其他团体成员的思维和行为方式。仅仅是在团体中被接纳，也可视为具有足够的疗效。团体沙盘中，沙盘治疗的特性可使团体治疗扩展到所有人群，不仅适应于存在心理问题的人群，也适用于心理健康的人群，促使其人格完善和个人成长。具体来说，团体沙盘治疗更多地应用于以下人群：一是寻求个人成长、提升人际关系能力的个体；二是面对某些困惑或焦虑的个体；三是具有心理和人际适应障碍的个体；四是被共同问题困扰的团体，也叫同质团体；五是需要增强凝聚力和获得团队整合的团体，也叫同目标团体。

三、团体沙盘治疗的主要类型

在传统的团体心理咨询、心理治疗中，对团体活动的类型都会做一些划分。比如欧文亚隆团体心理治疗对团体的类型划分为教育团体、讨论团体、任务团体、成长团体、治疗师团体、支持团体、自助团体等多种类型。在团体沙盘治疗中，是根据团体成员的来源不同、团体目标不同和成员关系不同进行划分的，主要分为三种类型：

一是普通团体，也叫自由团体，指的是团体成员是由社会自由招募而成，团体治疗没有具体的目标和针对性。普通团体沙盘治疗具有以下特点：①团体是封闭性的，团体成员保持相对的稳定性。在单次的沙盘活动中，团体成员在某一轮可以选择放弃，但一般不退出。若成员因特殊原因退出，想重新加入，需经团体其他成员协商，若一致同意就可以重新回到团体中来，若团体成员意见不一致，脱离团队的成员便不能再归队。在长程团体沙盘活动中，有团体成员脱离，一般不补充新队员加入，除非剩余人数太少，不便于活动进行。这种情况下，要经团体成员协商一致，才可以重新招募补充人员。无论是长程团体沙盘治疗还是单次团体沙盘治疗，如果有成员退出，后面的活动只讨论退出成员放置的玩具的意义，而不再讨论退出成员的行为。团体沙盘治疗在招募队员时，不必对报名者进行筛选。若个别成员因人格倾向等原因在治疗中暴露的问题较为集中，治疗师可以通过技术调节，如团体活动之外单独实施个体沙盘治疗等，把团体关注力相对均匀地分配到各成员身上，这种处理方法本身就是针对有人格障碍倾向或其他原因的成员的治疗，但要注意在操作时灵活自如，不能使其他团体成员有被忽略、被遗弃的感觉。②普通团体沙盘治疗是非结构性的团体，几乎不运用具体方案预先安排活动。进行过程和所聚焦问题，完全来自在团体沙盘推进过程中团体成员的沙盘呈现和互动信息的表露。这种方式要求沙盘治疗师要具有较高的觉察力和较为丰富的经验，能够及时准确捕捉到团体过在制作程中的信息，才能提高治疗的效率和针对性。③普通团体沙盘治疗进行的过程，是成员间相互协助、共同探索、共同推进的过程。普通团体沙盘治疗虽有治疗师的带领，但也只针对沙盘中呈现的问题起聚焦、催化、分配、转移的作用，关键是要调动团体成员的力量、经验和智慧，使彼此间平行帮助，共同探讨解决问题的方法，从而解决各自的问题和共同的问题，促进团体成员的成长和团队凝聚力的增强。

二是家庭团体。家庭是社会的细胞，是社会组织的基础和缩影。家庭团体沙盘治疗与普通团体沙盘治疗有很多共同之处，但由于家庭的特定属性，在沙盘治疗中也表现出一些独特之处：一是家庭成员是相对固定的，又由于成员内部的关系区分，可分为一般家庭团体沙盘治疗、夫妻团体沙盘治疗、亲子团体沙盘治疗和家族团体沙盘治疗等类型。一般家庭团体沙盘治疗是指家庭成员间进行的沙盘治疗，当前中国经济文化的现实背景下，一般家庭团体治疗的成员有父亲、母亲、孩子组成；也有加上祖父母、外祖父母的情况。夫妻家庭团体沙盘治疗，顾名思义，就是夫妻双方因某种需要进行的沙盘治疗。亲子家庭沙盘治疗特指以孩子为中心，与父母之间因某种需要进行的沙盘治疗。如果是父亲、母亲、孩子共同进行团体沙盘治疗，就成了一般家庭团体沙盘治疗。家族团体沙盘治疗指的是与家庭相关的所有成员一起进行的沙盘治疗，这种形式常用在关涉孩子成长促进的沙盘治疗中。一个孩子的成长，除了与核心家庭成员有关外，还与周围较为亲密的社会关系相关联，如祖父、祖母、姐姐、弟弟及较为亲密的社会关系成员等。这是一个不容忽视的问题。目前，许多家庭因为二孩、三孩的出现，常有手足间互不接纳、相排斥的现象，对孩子的心理健康影响较大。至于与孩子成长相关的学校环境，老师、同学及玩伴等给孩子成长带来的影响，则不属于家族团体治疗关注的范围，而应划入社会团体的范畴。通常情况下，家庭团体沙盘治疗多采取半结构式的设置。因为此类沙盘治疗都是来访者因某个目的或目标寻求咨询或是治疗，从这个意义上来讲，家庭团体沙盘治疗是结构性的，需要设定目标和具体的方案或活动规划，基本思路是如何解决困扰来访者的问题。然而随着治疗的进行，家庭团体会呈现出一些新的问题。此时，治疗师应把工作重点放到家庭团体呈现的问题上来，以此为中心进行催化和促进，就不能固守在原来的方案或目标上了。解决呈现出来的问题，才是家庭团体沙盘治疗的工作重心。最初根据家庭成员描述确定的目标或问题，也许仅仅是浮于表面的问题或是掩盖了“真相”。从这个意义上来讲，家庭团体沙盘治疗是非结构性的，治疗通常是自愿和非自愿相结合的团体类型。通常，团体成员并不是完全自愿参与到治疗中来，或是父母有这种需要，或是在他人建议下进行治疗，更多的情况是父母要求“有问题孩子”一同前来参与治疗。因此，各成员的参与动机是不同的，其在家中的地位也是不平等的。因此，治疗师在治疗时必须注意这一客观现实，并采取相应的措施化解不利于家庭团体沙盘治疗的因素。

三是同质团体。同质团体是指团体成员有共同的需求和目标，对某些问题具有一致的困惑、困扰或需要增强凝聚力、获得共同成长等。这种团体具有以下几个特点：第一，团体成员的参与动机较为复杂，表面看大家有共同的目标和需要，都有强烈的参与意愿。事实上，都是某团体、某单位委托心理机构对其成员进行训练，而非成员自愿参加。有的成员的态度可能是积极的，有的则是消极的，甚至是抗拒的。这些问题都要需要治疗师及时识别并加以处理。也有的团体是围绕某个主题招募社会成员，如围绕高考焦虑、失独家庭为主题的团体或艾滋病患者团体等。这样的团体，成员的动机相对较为统一，参与积极性比较强。第二，团体沙盘治疗允许成员自由退出，但是否允许有新人加入则必须经过团体成员的共同讨论决定。为确保团体沙盘治疗的人员稳定性以及具有足够的动力，招募人员或分组时，需要考虑到有成员退出的可能，在人员设置上多增加或储备一两位备选人员。第三，以结构性为主的沙盘团体要有明确的目标性。治疗中要有清晰的结构，治疗师要围绕目标制定活动计划和方案，对沙盘中呈现的问题要进行筛选，把工作聚焦在与目标相关的问题上，对非目标指向呈现的问题可以选择忽略，也可以做个案处理。总之，在进行同质团体沙盘治疗活动时，务必围绕确定的目标开展工作，不能偏离中心目标。

四、普通团体沙盘的步骤方法及规则

团体沙盘治疗一般由一名治疗师带领，一名助手协助工作。沙盘过程的记录一般由助手负责或直接由治疗师负责。开始之前要强调保密原则。

团体沙盘治疗的具体操作步骤如下。

1. 随机确定顺序

随机确定顺序是为了保证在团体沙盘活动中成员间地位平等的一项设置。采用随机方式产生的序号，一般不会有人对此提出意见或产生抵触情绪。实际上，在团体沙盘活动中，无论是1号还是中间的编号，抑或最后一个编号，对团体成员个人和整个沙盘作品形成的影响基本可以忽略不计。有人觉得1号或编号靠前的成员会对后边的人员以及构图产生较大影响，只是一种主观的错觉。在团体沙盘实践中，经常会出现前边的成员摆放的玩具、形成的构图被后边的成员移动改变的情况。所以，采取随机编号的方式是一种客观公平的设置，也是对成员心理需要的一种平衡措施。常用的随机方式主要有抽签、抓阄、抽扑克牌等。采用哪一种方式，要由团体成员集体讨论决定，治疗师不能指定。如果是治疗师的指定，就没法体现团体成员的共同意志，也违反了治疗师保持中立的原则。其实选择随机的方式，是团体成员人格特征的第一次暴露、较量和整合。大家会提出不同的随机方式，然后进行讨论、选择。这时往往还未触动个体的内在及利益，所以会比较容易达成一致。在该过程中，每个成员的个性特征也会表现得非常明显。团体沙盘治疗中按顺序编号还具有一个意义：以编号代替成员姓名，可实现成员间的去角色化。从心理学角度讲，社会角色规定了人们地位、责任和影响力。人与人之间只要存在角色差别，就不会拥有真正的平等，自然也包括心理层面的公平。比如在陌生的团队中，某个成员在现实中担当较为高级的领导角色，若用姓名和职务称呼他，就可能对其他成员产生某些心理上的影响，而采用编号的方式就会淡化或消除这些影响。这不仅在一个陌生团队中具有良好效果，在彼此熟悉和部分熟悉的团队中，也有一定程度的去角色化效果。

2. 介绍活动的规则和程序

确定顺序以后，要向团体成员介绍沙盘活动的规则和程序。基本规则为：①沙盘活动要按顺序进行。特别是在沙盘制作和描述过程中，要严格按照编号顺序进行，即前一个成员结束表达后，后面的成员才可以接续，否则视为违规。②沙盘制作过程中，每轮每人只能进行一个动作，如选择放置一个玩具、移动一个玩具，或做一次沙的造型。③沙盘制作和描述过程中，成员之间不能有任何言语或肢体语言的交流，有什么疑难问题可以向治疗师提问。讨论过程中，除治疗师指定相关成员进行对话外，余者不能有单独的交流沟通。④制作过程中，成员可以移动已放置的玩具，但不可以拿出沙盘，包括自己和他人放置的玩具。⑤制作过程中，成员可以在某一轮弃权，只要不是宣布退出，下一轮可以自愿重新加入。⑥宣布本次团体沙盘的制作轮数[①]。这里需要注意一个问题，治疗师宣布规则之后，要询问团体成员有没有不明白的地方，如果有，要解释清楚，直到大家都没有疑问。可以采取举手的方式让成员表态，如有成员不同意执行规则内容，那么就劝其离开，不参加本次团体沙盘

① 沙盘的轮数没有严格的规定。经验公式：轮数 =36 ÷ 成员人数。一般情况下，30 多个玩具基本就能够形成有主题的团体沙盘作品。

活动。

3. 共同完成沙盘制作

活动开始后，治疗师和助手的主要工作是观察团体沙盘制作过程中的所有情况，并回答成员提出的疑难问题，做好相关的信息记录。记录内容包括每一轮、每个成员选择使用玩具的情况，成员违规情况以及其他异常情况，等等。如果出现违规和异常情况，无需当场制止，可记录下来在之后的步骤中作为焦点问题进行讨论。通常，在最后一轮开始时，要向团体成员强调这是最后一轮，其目的是提醒各成员如何完成或调整自己的表达。制作完成后，要建议团体成员按顺序围着沙盘作品转一圈，从不同角度体验一下共同完成的作品。

4. 描述和分享

沙盘作品完成后，要按照成员编号顺序启动沙盘描述。描述内容要紧紧围绕两点，即做了什么动作和想表达什么意思。描述中，若某个成员忘记或描述出现错误的时候，治疗师和助手要根据记录及时进行提醒。

5. 焦点问题的讨论和处理

焦点问题的处理会用专门的章节进行介绍，这里只强调几点：一是每次团体沙盘只从某一方面选择一个焦点问题启动讨论就可以，并非每个方面、每个焦点都要讨论。二是团体沙盘中的焦点跟个体沙盘中的焦点性质、作用不同。团体沙盘的焦点只是启动团体讨论的抓手，只作为讨论的起点，不解决焦点问题。三是团体沙盘的时间没有严格的规定，是否结束讨论以聚焦的问题是否得到基本解决为标志。四是结束要征求成员意见。

6. 共同命名

命名的过程中，要让团体成员充分发表意见，经过反复讨论，最后形成并确定一个全体成员都认同的沙盘主题。如果大家的意见比较分散，讨论命名的时间较长，治疗师可以进行催促，还可以限定时间，但不能有任何倾向性的暗示和引导。

7. 团体合影和拆除沙盘

以上步骤结束之后，治疗师可以征求大家的意见：怎样拆除沙盘。

大家可以一起动手，也可以部分人动手。有人尝试用各个成员拆除各自玩具的方法，也比较受欢迎。然后可以建议。团体成员跟他们共同完成的沙盘作品合影后拆除沙盘。

如此，一个完整的团体沙盘治疗就结束了。

五、家庭团体沙盘的操作方法

定义团体沙盘治疗时，我们认为两人以上的沙盘治疗都可看作是团体沙盘治疗，家庭沙盘治疗也属于团体沙盘治疗的一部分。

家庭沙盘治疗的原理及作用在前文做过专门的论述，本章我们只讲家庭沙盘治疗的具体操作方法及注意事项，并且将这些内容分布到操作步骤中进行讨论。

家庭沙盘治疗与团体沙盘治疗操作步骤基本一致。

第一步，介绍规则。仍需强调的是，治疗师要用最简单的描述让来访者家庭明确怎样使用玩具做沙盘。介绍规则时，要面向全体成员，不能侧重于某个成员，否则会产生某种引导或引发家庭成员的移情反应而影响后续的工作。考虑到家庭治疗的因素，介绍完规则，治疗师可以询问各成员："我还有没说明白的地方吗？"待所有成员都表示没问题后，才可以进入下一个步骤。还要注意一个问题，就是要考虑到来访者家庭往往已形成一种相对固定的强弱模式。介绍规则时，治疗师要将家庭成员引到沙盘和玩具架旁边，要注意成员间的布局是平行状态，不要呈现出主次顺序来。当然，他们的排列是由其家庭成员自然形成的，治疗师只需识别觉察到这个问题，尽量从技术的层面规避就好了。

第二步，确定顺序。不同于普通团体沙盘治疗，家庭团体沙盘的顺序可由成员自己确定，而不应由治疗师提供建议。因为家庭成员之间的强势弱势及互动模式会在确定次序时表现出来，这正是治疗师需要的信息。制作沙盘前，治疗师只需告诉大家："你们可以确定一个顺序，并且在整个沙盘制作过程中都按这个顺序进行。"如果成员们因为种种原因不知从谁开始，治疗师也不要提供建议，而是让其讨论，自行确定顺序。

第三步，制作沙盘。该环节除按普通团体沙盘治疗规则进行外，还可以针对家庭团体的特点，循序渐进地从单独到联合、有分有合地开展治疗。这里通过一个家庭团体沙盘的案例讨论一下这个步骤。

该家庭成员内部存在着严重的控制性，强大的父亲对温顺的母亲和弱小的儿子形成巨大"压迫"，两个弱者成员完全是看父亲的眼色行事，孩子对父亲充满愤怒的情绪，但不敢表达。如果像其他团体沙盘治疗那样启动沙盘制作，可能就会出现强势家庭成员控制弱势家庭成员的局面，导致弱势家庭成员阻抗较多的情况。因此，这个家庭的沙盘治疗是从单个成员开始的。按照家庭内部的协商，首先从父亲开始。治疗师预先设置并告知家庭成员可以对父亲的沙盘进行讨论，但只讨论沙盘上的内容而不考虑是谁做的，不与父亲的角色挂钩，不与现实相联系。如此慢慢启动家庭内部的互动、冲突与整合。然后，让家庭成员在同一房间内的不同位置分别独立制作沙盘。制作完成后，成员单独与治疗师沟通。治疗师征得所有家庭成员的同意后，共同分享这个沙盘，以便初步实现成员间可以进行平和地沟通和理解。这样做的好处是能让家庭成员自由客观地讨论某个成员的沙盘呈现，觉察其存在的问题，成员间也能客观地对自己的沙盘进行探索和觉察。这在日常生活中是很难做到的。治疗师在此过程中要注意掌控局面，尽量不使各成员在分享时发生冲突，较好的处理方法仍是提醒大家："讨论只针对沙盘，不与现实生活做连接。"这样能将治疗的焦点从成员个体转移。

经过各成员独立完成沙盘进行初步治疗后，可以考虑让某个成员在其他家庭成员的陪伴见证下做沙盘。治疗师要提醒陪伴者在制作过程中不可以语言和行为介入。在家庭沙盘治疗的实践中，经常会使用转换角色的方式，特别是在夫妻沙盘治疗中。由夫妻的一方制作沙盘，另一方充当治疗师的角色，实现治疗中的角色体验。开始前，治疗师要尽可能让参与的双方都明确规则，忘记自己原本的角色，制作者就是来访者，另一方就是治疗师，要尽量真实地进行体验。这是一种效果较好的治疗方式。治疗过程中，双方往往都能深切觉察到现实生活的互动模式中存在的问题，并以不同的角色进行思考，进而寻找一种新的模式代替。使用这种方法时，要尽量让夫妻双方互换角色，都有充当来访者和治疗师的机会。

当家庭成员间的觉察、体验、沟通、调整达到一定水平和效果后，就可以考虑家庭成员联合进行工作，即共同完成沙盘作品并分享。家庭成员共同完成沙盘的过程跟其他常规团体沙盘治疗基本一致。作为治疗师，在家庭团体沙盘治疗中应特别注意以下这些方面，并作为后面讨论和觉察的重点内容：沙盘制作是从哪个成员开始的、是谁结束的、怎么结束的；沙盘图形的主要结构是谁形成的；谁改动过沙盘布局或玩具；故事和主题形成过程中是顺利的，还是在抗拒中形成的；成员间的建构是分开的还是融合的，融合中谁是主动的，若是分离的，各占多少比例；制作过程中有无友善或敌意的信息。

对以上信息的关注和探讨，可以促进问题的觉察和启动整合。在建构沙盘的过程中，成员参与的积极性、构图上的间隔、占有区域的大小、行为上的顺从和抗拒等情况，经常会直接反映家庭成员平时的互动状态。

第四步，描述沙盘并命名。对于家庭沙盘的描述，也是要强调停留在感觉层面，成员只把自己选用的玩具、摆放想法以及其中的故事表达清楚就行了。需要注意的是，当某个家庭成员进行描述时，其他成员不能打断和提问，需等到所有描述完成时，才可以进入讨论和提问。家庭沙盘治疗不要求像其他团体沙盘治疗那样按次序一轮轮地进行描述，一个成员可以一次性把自己的创建过程说完。如果某成员在描述时进入了某种情绪状态，治疗师可以运用合适的方式进行阻断。

在沙盘命名环节，如果发现成员的积极性不是太高，治疗师可以分别征求每个成员的意见，从弱势成员开始（通过前面的步骤，治疗师基本可以判定成员间的强弱对比）。也许每个人都取了不同的名字，这就可以启动讨论发言了。有时会遇到弱势成员不敢先说的情况，那就让另外的成员先说，再返回来征求弱者的意见。切记，不要停留在某个成员那里等待，造成个体的焦虑。有时，弱势成员可能会同意别人的意见，治疗师可以用鼓励的语气、共情的方式提醒他："大家可能都想听听你的意见。"这对弱势成员是一种有力的激发和催化。

第五步，进入沙盘的深入探讨。讨论的重点仍是结合主题并与之相对应的现实生活做比较，凡是不符合现实常态的呈现都要纳入重点讨论范围，同时，治疗师要把制作沙盘过程中记录的问题作为讨论的重点。

该步骤中，治疗师需要注意把握好以下几点：一是要让家庭成员都有同等的时间和机会发表自己的意见、表达自己的感受。二是防止讨论过程中出现强势成员控制弱势成员的情况。治疗师可以强化自己"中间人"的角色，让某一家庭成员向自己表达他的意见和感受，治疗师要进行及时概括和回应，尽量不让成员们在最初的交流探讨中直接发生冲突。当这种讨论进行到一定深度时，治疗师要把讨论交由成员，让他们自行进行。这时，成员间可以更深入地讨论问题。三是在讨论环节，治疗师要用开放式的方式进行提问，避免提出具有侵入性的问题或直接跳到结论的选择上，致使家庭成员失去觉察和领悟的疗愈过程。四是注意把握时间。家庭治疗往往涉及复杂、激烈的矛盾冲突，有的问题会占用很多时间。尽管我们提倡讨论要深入细致，但也不能无限制地进行下去。所以，治疗师要根据讨论进程，及时锁定焦点，每次治疗尽可能围绕一个关键问题展开讨论，把一时无法解决的其他问题放到下一次活动再讨论。也许本次的焦点问题解决之后，剩下的问题也就迎刃而解了。五是要善于运用多种沙盘治疗技术。本书运用的理论是以综合取向的理论观点为基础。在家庭沙盘治疗中，有意识地运用多种技术，如完形治疗的角色扮演、空椅子对话、语言的力量等；还有认知行为疗法、人本主义疗法等，都会让治疗师在进行家庭沙盘治疗时更加得心应手。

第六步，沙盘留影和拆除沙盘。一般情况下，家庭沙盘治疗需要进行多次。因此，每次完成后的留影是具有意义的。特别对某些家庭成员来说，一次家庭沙盘治疗也许只是沟通了一个问题，只是让某个成员充分表达了意见和情绪。那么对该成员来说，意义更是巨大，他很可能会因此对面前的沙盘充满感情和留恋。此时留下沙盘图像记录，可为后续的治疗单元提供可供比较的资料。目前，西方提倡用录像的方式记录整个沙盘治疗的过程，再让家庭成员观看这些影像资料，反复回顾家庭互动的特点和一些具有特别意义的内容，促进他们的觉察、沟通和关系的调整。最后是拆除沙盘。治疗师可以征求家庭成员的意见，让他们选择以何种方式进行拆除。

六、团体沙盘流程

沙盘治疗师在团体沙盘中的催化促进作用一般是按照以下流程渐进体现的。

1. 客观层面的觉察

通过客观层面的觉察，找到启动讨论的焦点问题，强调从四个方面寻找启动讨论焦点：制作过程中的违规行为、移动玩具的情况、语言描述的信息、感觉不协调的构图局部或者某个玩具。

2. 表达态度

针对启动讨论的焦点问题，让每位成员表达对该问题的态度和看法。

此时，治疗师不仅要关注和捕捉成员对焦点问题所表达的语言信息，还要注意识别团体成员的行为和语言本身之外的信息。不发言本身就是一种态度，而语言信息中可能还隐藏着潜台词，治疗师必须注意并识别出来，将之视为深化讨论的新的焦点问题。

3. 情绪的激发

针对某件事、某种观点、某种行为一旦表达了态度，就会引起当事人的情绪反应。不同的态度，引起的情绪反应的强度和性质也不同。一般情况下，治疗师可以抓住最尖锐的观点进行聚焦讨论，以便更深更强烈地激发各成员的情绪。有时，对于成员相互熟悉的团队，大家会因为种种顾虑不能把各自的态度很真实地表达出来，情绪也难以被激发，有的成员甚至重复表示没有意见，不知道该说什么等。遇到类似情况下，治疗师可以灵活转变焦点，把回避问题、不愿表态的行为本身作为一个讨论焦点，让全体成员针对这一焦点，表达自己的态度和观点。情绪激发的目的是借助讨论某个焦点问题，充分让每位成员都把自己的内在和人际模式暴露出来。

4. 理性思考

当成员们的情绪被激发到一定程度后，治疗师可以及时采取措施化解这种冲突。常用的方法是启动理性思考，一般会运用角色扮演的技术，让每位成员对不同角色进行体验并重新表态。比如对刚刚作为焦点讨论的成员，让大家从不同角色体验表达态度：“他如果是你的同事，你怎样对待他？”“他若是你的亲兄弟（姐妹），你怎么对待他？”“如果是你，此时你怎么办？”等等。

5. 自我连接

经过理性思考后，治疗师要总结归纳讨论中出现的一些尖锐、具有攻击性的表达内容和方式，让全体成员重新体验感受。这样做的时候，一定要注意做到对事不对人，不把事件与成员个人做连接。自我连接的目的是让团体成员自我觉察在讨论中个人的表达方式和人际模式带给别人的感受。成员发言的时候，往往是在本能驱动下自身感受的真实表达，而连接的时候已是在提升对人际模式的认知并经过整合后的重新觉察和思考。

6. 进一步的理性思考

焦点问题讨论结束后，治疗师要让每位成员都谈一谈自己的收获，如觉察到了什么问题、发现自身存在什么问题、今后的调整和愿望等等。这么做会进一步强化团体沙盘活动的效果，同时也为治疗成果在现实生活中的移植和连续的觉察改变起到动力性的作用。

七、团体沙盘的阶段促进方法

人的成长过程是从本能阶段向社会化阶段发展的。现实生活中，个体经过学习、模仿等，不断觉察本能与社会化之间的差异和矛盾冲突，不断进行调整，从而达到较好适应社会化的状态。团体沙盘高度、高效地模仿了社会化环境，能够使来访者有更多的觉察和调整的机会，因而能够促进个体的快速成长。

治疗师在带领团体沙盘促进个体和团队整合的过程中，也要遵循本能化阶段——社会化阶段的规律，同时在团体成员达到较好的社会适应、内部矛盾冲突减少、凝聚力较强的时候，还要针对各成员的个性特征进行进一步的提升和促进。

由于团体状态和团体整合的目标、目的不同，在本能化、社会化、个体提升三个阶段的操作方法也不同。

本能化阶段：在沙盘制作中强调的是秩序和顺序。描述阶段强调的是内容的表达和配合。讨论阶段的重点是个性特征的激发，促进内在和人际的暴露。在该过程中，治疗师需要抓住敏感问题，进行“挑拨离间”“煽风点火”，充分激活每个成员的内在和人际状态。在达到一定矛盾冲突状态之际，再进行“灭火”，进行关系的协调和相互内在的觉察。此外，确定顺序和最后的命名也都要充分体现个性特征以及团队整合的目标。

社会化阶段：在个性化阶段达到一定整合状态的时候，就可以进入社会化阶段了。该阶段已经有了前面的基础，形成了团队之间某种程度的凝聚力。制作沙盘跟第一阶段基本相同，但后面可以省略描述过程，直接进入命名环节。在形成共同命名和主题的前提下，治疗师围绕主题抓住焦点，鼓励大家展开讨论，启动个体个性特征与团体的融合。

个体提升阶段：在前两个阶段个体个性特征、人际关系充分整合提升的基础上，再返回个性特征的优势方面，根据个体内在的需求强化、巩固团体成员今后的发展和人际关系的走向。在此阶段，要让来访者充分表现个人的个性特征。重点是讨论的过程，要让团体成员对某个成员的观点和行为进行评价。这种评价除了进一步让来访者觉察自己需要调整的各种内在、人际和某些人格侧面之外，更重要的是，通过团体成员的评价及相互评价让发言者进一步接纳自己、认同自己、强化其个性特征。

八、团体沙盘的进程特点

团体沙盘治疗对于团队的整合大致经历以下几个阶段：

第一阶段：相对独立阶段。各成员大多按照自己的意图来创作沙盘，并且对各自已有的领域有所防卫和占有欲。在这一阶段，团体的特征是每个成员都在自己认为的专属空间进行摆设、建构，彼此关联性较差，似是各成员都投入地建构自己的世界，不会注意到其他人建构的世界。经过后面的分享，大家便感到自己营造的空间在团队整体沙盘中的存在状态和影响，同时催生成员的团队意识和群体责任感。这时，成员的安全感会增强，同理心和好奇心也会增加，沟通合作的愿望便会产生。

第二阶段：融合阶段。在信任感和安全感增强的基础上，成员们越来越能够觉察到“共同时分”的召唤，团体概念和对团体发展的关注及参与感增加。但成员仍在“念念不忘”地照顾自己沙盘区域的构建，在与其他成员的互动上出现拒绝、接纳、排斥和支持的较量，随后再慢慢过渡到对其他成员的认同，特别是对个别成员的认同。

第三阶段：服从阶段。这一阶段，成员趋同感和团队意识进一步增强，当某个成员选择摆放一个玩具，其他成员会用越来越多的关联玩具予以配合，促进主题故事的连接。

第四阶段：合作和发展。在该阶段，成员的合作意识和团体荣誉感明显增强。大家对于合作建构的沙盘世界表现出兴奋感，对与团体不一致的现象表现出明显的抵制，但更愿意用沟通的方式解决冲突。

第五阶段：整合提升阶段。此时，成员间已达到心领神会的状态，大家会心照不宣地围绕一个主题形成一个故事。虽然各成员也会对沙盘进行调整，但很容易达成一致。

九、团体沙盘的催化促进技巧

第一，深化讨论的技巧。找到焦点问题后，可让全体成员针对焦点问题逐一谈感受、谈认识。治疗师要善于捕捉信息，抓住发言中有可能激化矛盾的新的焦点，如评价性的、攻击性的语言等。出现这种情况时，要抓住这些细节进行放大，有目标性地让相关成员谈感受，达到强化情绪的目的。

第二，化解固执观念的技巧。主要通过启动全体成员的讨论并步步深入，在多方启发和从众心理的影响下，使某成员的固执观念得以动摇、瓦解，直至改变。

第三，解决激烈冲突的技巧。讨论的过程中，若矛盾冲突非常激烈，特别是某两个成员的冲突异常尖锐时，可终止两人的发言，让他们反复倾听其他成员对他们行为的评论和评价。注意，此时大家不应聚焦于此二人讨论内容的对错，而是围绕其冲突行为进行评价。当两人意识到他们已经和团体分离了，会催化出他们各自的觉察，并使之有沟通和和解的意向。这时，治疗师应抓住时机立即启动两人之间的沟通，促进他们的和解。

第四，保持中立的技巧。治疗师要做到心灵净场，要能不带任何预设和倾向性地站在团体之外，只把焦点问题像传球员一样在团体成员间传递而不偏向某个具体人。对于成员的反应，也不应做出任何评价，更不要表示自己的态度。

第五，牢记自己的催化、促进角色，不加入团体成员的讨论。治疗师要根据团体沙盘的进程不断聚集焦点、转移焦点，但该过程是根据团体沙盘呈现的问题进行的，而不是出自治疗师的主观需要。针对任何问题的讨论，治疗师只是一个发起者，永远不能参与讨论和发表观点。

第十五章　未成年人团体沙盘操作要领

未成年人团体沙盘是团体沙盘中的一种特别的形式。未成年人在不同的成长阶段具有不同的心理特点，如果按照成年人团体沙盘的做法就不太适合了，还容易对来访者造成伤害。未成年人沙盘的应用特别广泛，操作难度却较大。实践中，不乏许多沙盘工作者未对未成年人和沙盘的特点做认真的研究，直接按照成年人沙盘的方式进行未成年人团体沙盘，出现了很多问题。因此，我们单列一章来研究讨论一下未成年人沙盘的操作要领。

一、沙盘治疗中未成年人的心理特点

未成年人社会化的时间短、程度浅，因而所涉内容较少。其应对人际的方式比较简单，心理防御也比较少，而本能的表达投射较多。对于成年人来说，经受的刺激主要来自复杂的人际和道德规范、利益冲突等较深层次，在沙盘中呈现出较多的是情结问题。换言之，他们经历更多的是具体事件的刺激，出现更多的是情绪问题。根据综合取向沙盘治疗的定义，我们要对未成年人的特点进行重新理解和分析，并以此作为依据，指导实践操作。对于成年人来说，由于具有情结和心理防御的特点，其呈现在沙盘中的往往是一连串焦点步步向隐喻的深处发展。所以其表达和投射就显得比较曲折。但对于未成年人来说，他们的情结较少、情绪较多、防御较少，所以其表达一般就是情绪的表达。因此，在做未成年人沙盘的时候，一般不必寻找和讨论焦点，而且要简化步骤，只进行到描述和命名阶段即可。实现了表达和投射，就有了疗愈作用。同样，在未成年人团体沙盘中处理人际的重点在于规则秩序的适应、语言表达和相互学习模仿，而非成年人团体那样领会语言后面的潜台词、进行人际沟通的角色领悟。

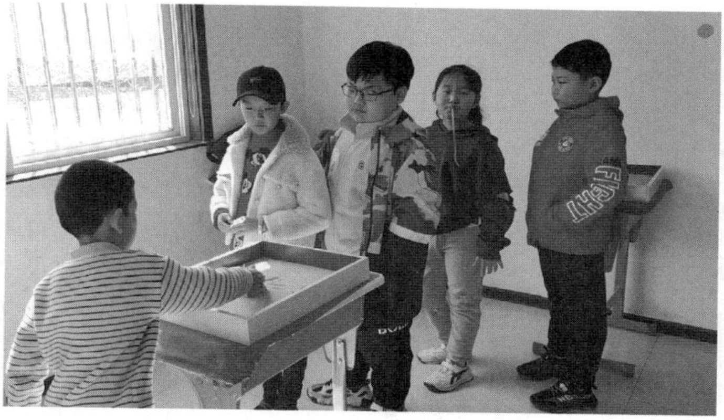

图 15-1 未成年人团体沙盘

二、未成年人沙盘的三个阶段

未成年人沙盘无论是个体沙盘还是团体沙盘，基本上还处在本能释放层面。对应的现实成长阶段就是他们进入群体和社会环境之初。创造的沙盘治疗环境应该是安全、包容、接纳、和谐的，要让未成年人进入沙盘后能感到不安全的环境已被阻断。

未成年人沙盘具体分为三个阶段：一是建立秩序。建立秩序是未成年人沙盘一开始需要重点解决的问题。而沙盘制作在该阶段可以不作为重点。个别成员可能不习惯沙盘的规则和工作秩序，可以采取多种形式，如榜样引领、表扬奖赏等方式吸引和促进不遵守秩序的成员尽快进入团体状态。二是建立合作。使团体成员能够按照沙盘的秩序、规则相互配合，共同完成沙盘创作的任务。这种合作配合主要包括共同遵守秩序、顺序的排列，共同完成沙盘作品的创作，进行语言表达沟通等。三是疗愈提升。通过团体沙盘活动，在前两个阶段的基础上，成员个体的一些内在问题得到初步解决，团体适应能力得到提高和增强。

三、未成年人沙盘常用的类型

未成年人沙盘的常用类型有三：个体一对一、集体式团体、互动式团体。后两种是未成年人团体沙盘类型。在进行团体体验之前，一般要对进入团体的成员进行个体沙盘的体验，其目的是要解决个体内在压抑的一些情绪问题和其他心理问题。

一些机构和沙盘师不经过个体沙盘的初步疗愈，直接让未成年人进入团体沙盘，导致有些个体成员因情绪未能得到较好处理，在团体中受到伤害，甚至形成更严重的心理问题。这是必须吸取的教训。

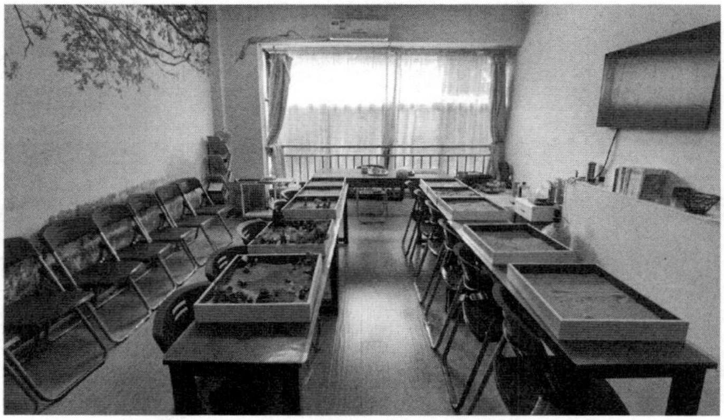

图 15-2　未成年人沙盘工作室

集体式团体就是团体成员在同一空间、同一时间各自完成个人的沙盘，由两个以上的治疗师对他们所做的个体沙盘进行辅导。虽然集体式团体也是个人做个人的沙盘，但与一对一的个体沙盘已经不一样。最大的特点是模仿了学校的学习环境，在同一环境下各自完成各自的任务。在这个场域之内，成员之间是有影响的。对于秩序感差的未成年人，要观察学习其他成员的行为方式，无形中对自己的行为进行了约束管理，秩序意识慢慢形成，这就为建立秩序提供了很大帮助。同时，制作时间和速度的要求无形中也对他们形成了压力和督促，这对于改变个别成员的拖延等行为习惯也有很大的促进作用。未成年人互动式团体沙盘，跟成年人的团体沙盘方法步骤差不多，但沟通交流讨论的内容要简单得多。

四、未成年人沙盘的阶段性评估

第一阶段的特征：一般表现为封闭、围困、掩埋、弱小，退行、使用玩具过多或过少、构图混乱等特点。封闭、围困在构图上的表现是把“自己”用栅栏、围墙、房子等围起来或隔离起来。这可能是出于一种心理安全的防御需要。掩埋就是把物件或“自己”埋在沙子里，达成的效果跟围困、封闭差不多。弱小的表现是沙盘构图中若出现了“自己”，可能周围的环境是高大压抑的物件，形成比例上的不协调。退行的表现是指沙盘中的“自己”不是当下的自己，而是以动物、植物、其他物件或婴儿状态存在。使用的玩具过多或过少、混乱的沙盘构图会在以后的阶段向相反的方向发展。

第二阶段的特征：经过第一阶段的疗愈释放，成员的安全感增强，表达的愿望更加强烈。这时，沙盘构图会出现攻击性的场景，如两军对阵、动物相互攻击等场景；封闭、弱小、掩埋、退行等现象减少或消失；构图逐步变得和谐、平衡。

第三阶段的特征：前两个阶段存在的问题逐步减少或者消失，主题渐渐明确，构图更加和谐，玩具之间、局部之间、局部和主题之间的关系趋于合理明确。

五、未成年人沙盘疑难问题及处理

第一，阶段进展不一致。导入团体沙盘阶段后，有的成员情绪会比较突出，或者团体适应能力较差，那么就要在团体活动之外对这样的成员进行单独的个体沙盘治疗。如果不具备单独做个体沙盘的条件，应当对弱者进行适当的保护和提携。

第二，强弱不平衡。这里的“强弱”主要指在团体沙盘活动中成员之间出现的行为上的强弱差别。比如有的很强势，主动性强；有的主动性差，选择逃避。在这种情况下，为了保持团队的平衡，治疗师要就做到抑强扶弱。具体操作技巧是忽略强者具有控制性的攻击行为和语言，鼓励弱者发言，组织团体成员关注、倾听并正向评价弱者的发言和观点。要注意识别强者弱者的方法，一般是观察成员在发言和行为上的两个极端：过度表达和主动行为；行为退缩和语言较少。但要注意，不善于语言表达的人不一定是弱者；要注意识别和防范成员个性特征的差异，个别成员会存在“冷控制”现象。

第三，攻击和排斥。一旦出现此种现象，应当对责任者采取隔离措施，避免造成不良后果。隔离的方法一般是让严重的肇事者离开团体，改为在一旁观摩，但不对其进行指责和批评。对于一般性的攻击排斥行为，可以忽略攻击者的发言和行为，提升被排斥、被攻击者在团队中的作用。必要的时候，启动团体成员对攻击行为的讨论。如果出现小团体行为，必须先化解小团体，再继续往下进行。

第四，秩序被破坏。此时要把整合理顺秩序作为工作重点。可以将破坏者的行为引入团体的讨论，评价其做法对团体的危害，促进其对自身行为的觉察。

第五，进程出现障碍，这里主要是针对治疗师而言。经常出现在治疗师身上的问题有这样几类：一是对现状评估不当。比如对于强弱的识别不恰当，会造成弱小成员及整个团队的安全感减弱，使个别成员产生恐惧、焦虑、回避和抗拒的情绪。对此，治疗师要提升自己的觉察力，保持中立，做到客观觉察，要善于高效率地进行视像化体验。二是问话的频量不当。问话过多、过频，团体成员就没有觉察思考的机会，会让有的成员产生焦虑情绪，不知该如何作答或不想回答，处于一种被控制的状态。对此，治疗师要关注成员的行为和情绪反应，牢记“由个案所带领”的要领。三是催化焦点过早。过早触动焦点，容易给个别成员形成创伤，产生阻抗，对此，治疗师要调整方法步骤，让个案带领，发挥自己的促进作用。四是急于解决问题。多是治疗师控制了来访者，与现实做了连接，在意识层面讨论问题、解决问题。对此，治疗师应该放下现实问题再进入沙盘，不期待结果，不预设目标。

第十六章　沙盘治疗师的训练与成长

作为沙盘治疗师，要想不断提高自己的治疗水平，除需要系统学习、领悟沙盘治疗的理论，不断实践以提高自身实操能力，还要不断关注自己的成长。这不仅是对沙盘治疗师的要求，也是对所有心理咨询师、治疗师的要求。在沙盘治疗中，无论是对来访者还是治疗师，觉察、体验、领悟、整合、超越，这些环节无不对个人成长的要求提出了考验和挑战。如果治疗师自身尚有很多心理问题和人格缺陷，沙盘治疗中就有可能被自己或他人的移情所控制，无法很好地觉察来访者的问题，甚至把自己的问题和来访者的混为一谈。特别是随着沙盘治疗师技术水平的不断提高，对其个人成长会提出更高的要求。因此，强调沙盘治疗师在学好基础理论和加强实操训练的同时，必须把个人成长作为一个非常重要的事情来对待。

其实，对于治疗师来说，沙盘工作的全过程就是自我觉察、自我疗愈、自我成长的过程。治疗中，不仅能够疗愈来访者，还会实现治疗师的自身觉察和成长。来访者在制作沙盘的时候，治疗师已经启动了对沙盘的主观觉察，会针对来访者的沙盘产生自己的理解，但这种理解收到的只是自己的表达与投射。沙盘进程中，来访者和治疗师都在进行投射和表达，只要有表达、投射，就有觉察和释放，就有疗愈作用。来访者描述沙盘时，只是在描述自己的投射。沙盘治疗师却会在聆听之余，将自己的投射与对方的做对比，并启动来访者投射、个人投射与现实原则标准的对比，觉察存在的焦点问题。如此，在来访者描述结束、展开讨论之前，治疗师已多了一次觉察、成长和疗愈。后面的沙盘工作中，包括问题的讨论、焦点的处理、视像化的觉察和体验，治疗师都与来访者保持了同步的觉察疗愈。

心理体验是一个非常细致复杂的活动，我们以提纲的形式简洁明了地介绍一下每个体验的原理和作用，具体操作方法受本书篇幅所限，读者可以结合自身的情况进行领悟和实践。为了对大家有所启发，本章围绕“角色和人格面具”这一体验进行了细致描述，并照搬了一次中级培训的操作流程，语言逻辑方面难免有不合规范之处，但为了体现原汁原味，只对记录做了简单的修改和理顺。读者可以有选择地阅读。

一、图像记忆的移情觉察体验

在第六章我们讨论过“图像记忆与情绪记忆”，并知道图像记忆是人脑对感知过的事物以图像形式识别记录下来的信息，常常与发生事件场景中当事人的情绪反应联系在一起被记录下来。图像记忆大量地产生于人在学会使用语言以前的成长阶段，由于当时无法与语言发生关联，因而永远无法通过语言回忆描述出来。但当遇到相似的关键物和相似场景时，这种图像记忆却能被激活。所以，对一个成年人来说，他喜欢什么、讨厌什么，特别是成为生活常态的行为，而他自己又不知是什么原因时，往往就会与图像记忆有关系。

图像记忆的移情觉察体验方法与步骤如下：

首先，选择投射物。体验者可以从沙盘玩具架上选择一个自己喜欢的玩具。选择时，可以不假思索，以放松的心态自由地在架前浏览玩具，发现哪个玩具对自己有特别的吸引力，就选择该玩具作为体验的投射物。

接着，与喜欢的玩具沟通。仔细地观察选中的玩具，观察它的造型、形态，体验过程中自己的情绪。特别要觉察在观察前和观察对玩具的感觉在形态上、情绪上发生了什么变化，并把这种感觉记忆下来。然后与喜欢的玩具进行交流，放开思想，自由地畅想，问玩具、问自己，为什么要选中这个玩具、为什么喜欢这个玩具，探索觉察这个玩具与自己经历过的事、认识交往过的人甚至某种情绪有没有联系。要注意，此过程中如果不能与自己的经历建立联系，或建立的联系不清楚，可以选择只体验不求因果，但要把这种体验记住，也许会在以后的某个时刻、某种情景下会忽然明白并领悟到什么。

然后，就与喜欢的玩具进行对话。体验到一定程度时，可以觉察一下自己最想对它说什么，并把这些话和情绪充分表达出来。

最后，进行分享。每个体验者都要把之前三个步骤的体验尽可能地与老师和学员进行分享，也许在分享过程中会忽然有了新的发现。

二、投射的识别体验

心理学的“投射”是指一个人将内心生命中的价值观与情感投射到外在世界的人、事、物上的心理现象。人对世上任何事物的理解和情绪、情感，无不与其内心世界的投射有内在的关联。对于同一个事物，不同的人有不同的感受，同一个人在不同情绪下，也有不同的感受。正所谓“一千个读者心中，有一千个哈姆雷特”。莎士比亚创作了哈姆雷特的形象，他对这个角色有确定的意义，但不同的读者对哈姆雷特的感受则不同。这就是投射的作用。

沙盘治疗中，当来访者完成一个沙盘作品时，其内心世界的图像就蕴含在作品中，紧密联系着来访者的生活和情感。这种联系，有些是来访者能够意识到的，但大多是他们无法知道的，需要进行觉察和探索。但无论如何它也只是来访者的投射和移情。面对沙盘作品，治疗师可以与来访者共情，也可以与其建立某种程度上的心灵共鸣，但他毕竟不是来访者，对作品的理解和感悟上，治疗师势必脱离不了主观性，也许他的理解和感悟有许多层面和内容跟来访者是相似或相同的，但这仍只是治疗师个人的理解和感悟。沙盘治疗中，准确识别出治疗师和来访者的移情投射是非常重要的，可以更准确地帮助治疗师找到来访者心理问题的关键点，从而更好地进行催化、促进治疗；同时也可以有效地防范治疗师被来访者的移情投射所控制和治疗师的移情投射控制来访者的情况，保证治疗的正常进行。其实，对二者移情投射的识别是非常简单明了的。治疗师对来访者的理解，是通过来访者内在世界的情感具象化的沙盘作品，是可观、可感、立体的场景画面。实操中，移情投射首先是来访者在描述沙盘故事时，治疗师要将其描述的故事和意义与自己对沙盘的感受做对比，治疗师与来访者对沙盘的理解和感受完全相同或相似的部分，就是共移情，即共鸣的部分；理解不同、差异较大的部分，就是各自的移情和投射。

实施沙盘治疗技术训练时，为了便于操作和领会，常用以下几个步骤来进行移情投射的体验：①制作沙盘。治疗师完整规范地陪伴来访者制作完成沙盘作品。②来访者描述沙盘故事。在这一环节中，治疗师要予以回避，见证者或督导师替代治疗师角色倾听来访者对沙盘作品的描述。③治疗师描述自己的理解和感悟。这个步骤可以是来访者、见证者、治疗师共同完成。④移情投射识别。通过来访者和治疗师的分别描述，对沙盘作品理解的异同点已一目了然。对于不同的部分，治疗师的描述是治疗师的投射，来访者的描述是来访者的投射；对于相同的部分，就是治疗师和来访者共移情的投射。⑤交流。治疗师和来访者通过分享交流说明自己为什么这样理解。通过这一步骤，可以使来访者和治疗师分别觉察探索自己的内心世界。

三、声音——感觉觉察体验

感觉是客观事物作用于人的感觉器官所产生的对事物个别属性的反映，是其他一切心理现象的基础。感觉存在，其他心理现象才可以存在和发展。感觉也是最原始的认识事物的形式，是最简单、最直接的心理过程。感觉所反映的对象是此时此刻正作用于感觉器官的事物，而不是过去或将来的事物。正因为以上原因，在沙盘治疗中，感觉的体验非常重要。它可以切断当下感觉与过去、未来事物事件的连接，避开经验的干扰控制，更真实、更准确地体验自己对事物的感受。因此，催化来访者的感觉具有非常重要的意义。作为沙盘治疗师，自己要有敏锐的感觉体验。本书，我们只选择声音觉察体验作为感觉觉察体验训练的范例。

声音觉察体验的方法与步骤：①在当下环境中，慢慢放松下来。同时，心灵净场，把一切牵挂慢慢放下，保持内心世界的空明清净，什么也不要去想。②对周围世界的一切声音进行寻找并记录下来。可以从找到自己的心跳开始，然后可以由近及远、由强及弱分辨搜寻你的耳朵所能听到的所有声音并记录下来，记录的声音越多越好。③体验声音。选择你感到最强和最弱的声音、最讨厌的声音和悦耳的声音，并对这些声音进行对比体验。体验它们音调的特点、音色的特点。对刚刚体验的这些声音，找到其声源位置，并判断和自己的距离。④接纳声音。选择让你感受不舒服的声音，或许你选择的是噪音。思考这种声音产生的原因，分析判断制造这种声音对制造声音者的意义，再以制造者的身份进行角色体验。最后，合理接纳这种声音。

四、身体记忆探索体验

身体记忆反应是人类进化过程中保留下来的一些动物性本能，是个体受到外界刺激时刺激与有机体反应之间与生俱来的固定的神经联系。

这种反应在行为科学上叫非条件反射或无条件反射。非条件反射是人与动物出生后不需要学习就具有对某些刺激做出反应的能力，这些反应由固定的刺激才引起，且反射也是刻板的。身体记忆反应是一种本能反应，是动物由遗传获得的本能。它是靠低级神经中枢中由种系发展而成并遗留下来的固定神经联系，是一种本能的防御保护。如人一生下来就会哭、吮吸等现象，生气、恐惧导致的身体或身体部位发抖、心跳加快、出汗等异常反应等。身体记忆反应还有另外一种情况，就是个体经过多频次或高强度的刺激，也形成低级神经中枢的记忆。如运动员经特殊训练掌握的特别技能等，都是身体记忆的反应。这些记忆不经过大脑的思维，是由刺激直接引起的身体反应，而且不通过语言表达。正因这种记忆反应的本能特征，在沙盘治疗中才显得意义尤为重大。如个案对某个玩具或场景的身体反应、情绪反应，往往能触及心灵深处的事件经历。作为沙盘治疗师，提高对身体记忆反应的觉察力非常具有实践意义。

身体记忆探索体验的方法步骤为：①回想生活中在什么情况下身体会自然起反应，列出你所知道的身体记忆反应现象；②探索某一身体记忆现象对你生命的意义；③对比分析身体记忆反应与思维反应在反应时间和准确度上的特点，比如一块砖头向你的头部飞来；④分享以上体验。

五、自我接纳程度的觉察体验

人对自己应当是最熟悉的，但在很多情况下，对自己又是最陌生的。日常生活中，我们看不到自己，但通过照镜子会清楚地看到自己。我们对习以为常的事物不一定真的熟悉，如照镜子时面对自己的长相，有时可能会大吃一惊，发现镜中的自己与想象中的自己差别很大，并且我们会习惯性地挑剔自己在长相上的不足。这些都是人类的期待和真实的自己之间发生的冲突。还有一种情况需要注意，许多人竟然不能清晰地感受自己的面貌，也无法用语言来描述它，从更深层次分析，社会角色的期待和自己对角色期待的认同程度导致我们忽略了真实的自己，并且不接纳自己。觉察体验的方法有：①镜观。放松，心灵净场，闭上眼想象自己长得什么样子，包括面部、体形等。自己的形象在脑子里清晰不清晰？不妨用语言描述出来，或者用文字写出来。②分析对自己的形象，哪些是满意的，哪些不满意。③思考一下那些不满意之处与真实的自己是什么关系？朋友会因为这些不满意之处离开你吗？世上会有完美之人吗？④尝试思考如何接纳自己。⑤分享以上内容。

六、人差方程式体验

人差方程，又称个人方程式，是试验心理学研究人与人反应时间差别的开端。这种差异与人的神经系统、感觉器官的差别有关。

1796 年，英国格林尼治天文台台长马斯基林发现观察星辰经过天文望远镜的铜线时，助手金纳布鲁克总比他记录的时间慢 0.8 秒。当时，他认定助手不负责任、不称职，就把他解雇了。20 年后，此事通过《天文学报》公布于世，人们通过反复研究，发现人与人对时间的感受差异是存在的。此事件为实验心理学中反应时间的研究奠定了基础。通过这项研究的深入发展发现，人们对时间感受的差异不仅与人的神经系统、感觉器官有关，还与人在不同情景下的情绪有关。换言之，人的情绪会影响器官组织的紧张状态和神经系统的反应速度，进而影响人的感觉器官对客观事物的感受阈限。

现实生活中，我们常会看到人差方程的现象，如人在等车时和在赶车时对时间的感觉就截然不同。

进行沙盘治疗时，来访者会在某种情绪下失去或减弱对时间的感受。作为治疗师，必须及时识别出这种情况，并把这一现象视为一个重要问题，这种现象本身是因为触动了来访者的情绪。比如来访者在体验某个玩具或某种沙图场景时，会陷入很强烈的情绪，忘记周围世界的存在，忘记时间的概念。当意识回到现实时，可能会对停留在这种情绪中的时间毫无感受或感受不准确。治疗师要觉察并抓住这个问题作为聚焦来访者问题的重要线索。

人差方程体验觉察的方法步骤如下：①模拟一种考试场景，选择一名被试者作为监考人，两名以上被试者作为答卷人。考试的题量要足够大，一般超出正常速度答题量的1.5倍，对于答卷人来说，但这些题目必须是相同的，且是他们所熟悉的内容。测试开始前，监考人和答卷人都不知道这场测验的真实目的。②进入测试后，监考人和答卷人都不知道考试时间，但治疗师要说明一旦发出停止答卷指令，就必须停笔交卷。③当答卷人完成卷面约三分之二的内容时，治疗师宣布停止答卷。④在隔离状态下，分别询问监考者与答卷人对时间长度的感受，体验这种差别。

七、有意识情绪体验（emotional expenience）

情绪体验是个体在外界刺激下所产生的唤醒或激活状态的反馈感受。情绪体验是对多种信息源产生的复杂感受。当代情绪心理学家的研究表明，有意识的情绪体验由三方面输入信息的整合感受而产生。第一信息源是由冲击感受系统的外部刺激到脑的输入信息。第二信息源是过去经验的记忆和对当时情境的评判产生的附加输入信息。这个信息源称为认知因素。第三个信息源是从内部器官和骨骼到大脑输入的信息，这个信息源称为生理因素。人有意识的情绪体验是对这三种信息源的整合感受而产生的。

人的情绪分为积极情绪和消极情绪，前者对健康有益，后者影响身心健康。人的情绪与身体器官关联密切，我国传统医学很早就发现喜伤心、怒伤肝、思伤脾、忧伤肺、恐伤肾的现象。当人的情绪发生变化时，往往会伴随生理变化。如愤怒时，人会出现瞳孔变大、眼压和血压升高、心跳加快、脸色发红等一系列生理变化。过度的消极情绪，如长期的不快、压抑、焦虑、恐惧等，都会使人体产生疾病。即使是高兴、喜悦，强度过大或持续时间过长也会造成身心方面的疾病。所以，作为心理治疗师，加强自身修养、提升心灵成长、保持平稳心态至关重要。

有意识情绪体验的方法有：①选择一种你常常出现的情绪，如气愤。②体验这种情绪，体验时可与发生的事件相连接。③感受身体生理的变化，哪个身体部位有感觉？是一种什么样的感觉？④思考一下，如果这种情绪不断加强、持续的时间变长，会对你的身心有什么影响？⑤寻找一种与之相反的情绪进行觉察体验。⑥分享以上体验。

八、角色与人格面具体验

人格面具（persona）一词源于希腊文，本义指演员在一出戏剧中为扮演某个特殊角色而戴的面具。人格就是一个人使用过的所有面具的总和。人在不同的场合使用不同的面具，且无时无刻不戴着面具。摘掉“面具”后所暴露出来的“真容”也是一个“面具”。因此，面具没有真假一说，只有公开面具和隐私面具之分。时刻戴着面具，意味着所有心理活动都是通过面具来表达的，所有心理障碍都是“面具障碍”。

每个人在社会中扮演着不同的角色，如教师在学生面前可能是十分严肃的形象，但在他的孩子面前，却是十分亲切的形象；学生在老师和家长面前，会刻意地表现出乖巧、听话的样子，而在同学和朋友中，可能就是个不折不扣的调皮大王；员工在领导面前表现出谦虚、能干的形象，在家中可能就是好吃懒做之人。人们能感知到的这些现象，就是人格面具的表象。

人格面具是荣格的分析心理学理论内容之一，也被荣格称为从众求同原型（conformity archetype）。荣格认为，集体无意识的内容主要是原型。原型有四种最为突出，分别代表各类人的人格系统。人格面具是原型的一种，位于人格的最外层，是个体在环境影响之下造成的与人交往时的假象，掩饰着真正的自我，与真正的人格不符，是个人向世人展示的外在表现，即可以观察到的个人行为。在他看来，人格面具在人格中的作用既可能是有利的，也可能是有害的。如果一个人过分热衷和沉湎于自己扮演的角色，将自己仅认同于所扮演的角色，人格的其他方面就会受到排斥。像这样受人格面具支配的人就会逐渐与自己的天性疏远，生活在一种紧张的状态中，因为在他过分发达的人格面具和极不发达的人格其他部分之间，存在着尖锐的对立和冲突。

行为主义认为，人格面具形成人格的目的就是使个人能被他们生活的社会所接受，为了达到这一目的，就必须采用一些技巧，而这些技巧使个人的外部行为朝着社会所期望的方向发展，而不产生“令人不快的副作用”，即不能产生为社会所不能接受的行为。人格面具的形成是普遍必要的，对现代人的生活来说更是重要，其产生与教育背景和所处的文化背景有着非常密切的关系，它保证了我们能够与人，甚至是与那些并不喜欢的人和睦相处，为各种社会交际提供了多重可能性。人格面具是社会生活和公共生活的基础，它的产生不仅仅是为了认识社会，更是为了寻求社会的认同。也就是说，人格面具是以公众道德为标准、以集体生活价值为基础的表面人格，具有符号性和趋同性。

社会对处在某一社会位置上的角色都有一定的要求，为其规定了行为规范和要求，这就是社会对角色的期望，称之为角色期待，也被叫作角色规范。角色期待的内容，是在社会生活的长期发展中形成的，规范和约束了角色扮演者的行为，以保证社会生活的正常进行。每个人只有按角色期待行事，才能保证对社会的适应，其行为才会得到社会的认可和称赞。例如一位刚刚大学毕业走上工作岗位的年轻教师，在他尚未从学生的角色转变过来的时候，课余时间总会和学生一起玩闹。最初，一些学生还觉得这个老师平易近人，后来很多学生则认为他缺乏为人师表的尊严，很不尊重他，而他的同事也觉得其举止不符合教师的身份。虽然角色期待并不像法律法规那样强制人们去执行，但它在一定的社会群体中约定俗成，并由公众舆论来监督执行。只有符合角色期待的行为，才会受到公众舆论的赞许，而行为者才会心安理得。

出于自我保护，人们总是不愿展现人格中的某一部分，将真实的自我隐藏在面具之后。也可以说，人类拥有人格面具是一种与生俱来的本能，完全不受人格面具制约的人是很少见的。现实生活中，戴上人格面具是人人都要接受和面对的事情，也是十分必要的事情。它为各种社会交际提供了多重可能性，是社会生活和公共生活的基础。它的作用不仅仅是为了人们认识社会，更是为其寻求社会的认同。如果不戴面具，反而会影响人们的人际关系，以及生活、生存质量。

当人格面具缺乏或不能合适地使用面具时，人类就会出现面具障碍。面具障碍分为面具外障碍、面具内障碍和面具间障碍。面具外障碍是指面具本身没有问题，但在使用的时候出现了差错，本来应该用 A 面具，却错用了 B 面具；面具内障碍是指面具的“内容”发生了异常，多了或少了某种成分（饮食障碍中的神经性贪食和性变态中的恋物癖、窥视癖、摩擦癖等）。面具间障碍是指两个面具发生融合或分离，或一个面具“污染”了另一个面具。

面具的意义分积极意义和消极意义。积极意义来说，人格面具有利于人在社会中生活，促使我们与他人和睦相处。它不仅有利于实现个人目的，取得个人成就，同时也是社会生活与公共生活的基础。消极意义上看，如果过分注重某方面人格面具，那么它的发展就必然以牺牲人格结构中其他组成部分的发展为代价，从而对心理健康造成危害，还会产生面具障碍等心理问题。

要完善人格面具就要不断进行角色整合，而角色整合首先要调整角色认知。人们对角色的知觉是一个人对自己在某种环境中应该做出何种行为反应的认识和理解。人们的角色知觉及其所做出的相应行为反应，是以个体对全体或他人对自己所扮演角色的期望行为模式为样板，以自己对外界希望自己怎样做的感知和解释为基础的。角色认知是个体对自身应在社会和组织中所处地位及其应承担责任的认识。例如，父亲是一家之长，要对家庭生计以及抚养和教育子女负责，作为社会人，他在认知上还要明确公众对自己承担的父亲角色及扮演状况的评论与估价。

角色规范是指社会根据需要而期待角色应该达到的行为模式或行为标准。它是在长期社会生活中形成的，并在个体的社会实践活动中表现出来，规范与个体在一定社会关系中所处的位置紧密相关，并成为调节人们行为的控制器。

各种人际关系的建立，常常是以彼此对应的角色为基础，只要你获得了某种角色，社会的其他人就会以相应的角色行为来要求你。作为个体成员，要努力使自己的角色行为与社会期待相一致，不断纠正角色在实践中的偏离倾向。

角色行为调整是指在行为操作上，要根据动机强烈与否、需求大小与否，为自己设计一套操作行为方式，以便更好地达到目标。需要决定动机，动机产生行为。调整是为了进一步提高协调自身角色冲突的水平，合理实践不同的角色期待，从而适应多样化社会对我们的要求。具体来说，要根据自己对角色的认知，对照检查自己在人格面具使用上与社会期待存在的差距和冲突，主动进行规范调整和实践。

作为沙盘治疗师，自我成长中很重要的一环就是对自己人格面具的不断整合和完善。只有在这方面不断成熟，治疗师才能不因自己的情绪和移情影响来访者，也才能较好地识别来访者在人格方面存在的问题。

关于角色和人格面具的体验方法，我们用某次笔者工作室的体验录音整理而成进行说明。

把你充当的社会角色列出来，列得越多越全越好。每个人在社会中都承担着多种社会角色，甚至无数个角色。比如在家，你有母亲的角色、妻子的角色、儿媳的角色；在学校，你有老师的角色（班主任的角色）；社会中，你是某社团的组织者角色，等等。现在，从家庭向外辐射，请把你所承担的这些角色全部列出来，开始进行个人探索、个人觉察的体验。

从你列出的这些角色中，选出最重要的两个角色。务必用心考虑一下，下面有一个重要的体验与这个问题相关。现在，从所有角色中，找一个你感到最幸福、最快乐、最愿意充当的角色和一个最痛苦、最不愿意充当，想回避又回避不了的角色。结合个人的生活体验，把这两个角色找出来。特别是那个让你感到痛苦、不幸，充当时总觉压力很大的角色。你要找到它！如果没有最痛苦的角色，那就找一个相对比较痛苦、不愿承担的角色。人的心智成熟不成熟与其能不能有适合的人格面具有关，即人格面具够不够用，以及使用得恰当不恰当。人格面具并不是狭隘意义上那种见人说人话、见鬼说鬼话的现象，而是根据你所承担的社会角色展示出与之相对应的、负责任的角色表现。我们说在什么位置考虑什么问题、说什么话、做什么事，个体的表现是稳定的。比如一名女性在家里充当了很多角色：妈妈的角色表现出的人格面具是慈爱、善良的形象；妻子的角色表现出的人格面具是温柔体贴、小鸟依人的形象；儿媳的角色表现出的人格面具就是孝顺、尊敬老人的形象。家庭之外，她的角色可能是学校的一名班主任，充当该角色时，就要表现出严厉、认真、细致，慈祥中透出威严。如果你的人格面具比较贫乏，在不同情况下，都只以一种面孔出现，大家就会感到不舒服、不正常甚至感觉你是幼稚的。生活中，我们常会见到一些女性在不同场合总以一副相似的面孔出现，在家里和父母撒娇、在单位和领导撒娇、在朋友面前撒娇；和父母亲人说话直来直去，和朋友同事也是口无遮拦。这样的做法就是一种不成熟的表现。我们说一个人成熟就是随着社会化的完成，其行为、思维方式等能够与他的年龄和社会角色相适应，并且这种适应是得心应手、能自由转换的。很多心理问题就是因为不能很好地发展这些角色，人格面具太少或不能熟练运用这些人格面具所致。还有另外一种情况，即过度地使用人格面具，就那种见人说人话、见鬼说鬼话的夸张表现。

以上是人格面具使用方面的两个极端。这两种情况都属于心理异常状态，需要及时纠偏。然而，即使是正常的人，也会面临同样的困惑。心理治疗师在成长过程中要不断对自己探索、对自己觉察、对自己认识，看看自己是什么样子，这是自我成长中不可或缺的步骤，即觉察自己的社会角色，以及人格面具的使用的情况。在列出自己在生活中充当的所有社会角色后，就需要察觉哪一种是让你感到最愉快、最幸福、最愿意充当的，言外之意，这些角色让你在使用人格面具时感到轻松愉快，可以做到收放自如。同时需要觉察一下，那些你最不愿承担，感到最痛苦、最难受的角色，这些角色使你的人格面具用起来深感沉重、非常不舒服，难以灵活运用，有点勉为其难。人生的某些痛苦往往来自我们在充当某种社会角色时无法自如使用人格面具，深感自己在某方面发展得不够完善，所以才不愿意使用对应的面具。所谓心灵成长、心理能量的提升就是觉察和识别出让自己在某个社会角色中所外显的相应的人格面具怎样用起来更灵活、更得心应手。这是人类摆脱痛苦的一个重要方法。作为沙盘治疗师，之所以在治疗中有许多移情，特别是负移情、负情绪，与自己的人格成长不无关系，也与自己的社会角色、人格面具有关。我们要想获得自身良好的发展，除了学习知识、掌握技能之外，很重要的一点，还要对人格进行自我完善和整合，其中，觉察自己的阴影和识别自身社会角色、人格面具的使用情况是心灵成长的一个重要内容。如果治疗师对自身人格侧面各方面都不能很好觉察，自然不可能识别来访者的投射、对自己的投射以及与来访者相互交融的那些很细微的东西，若是做一般性的沙盘治疗还可以，但是对主题沙盘治疗、干预性沙盘治疗就会感到力不从心。常有学员在做个体案例，或在工作室以治疗师身份与“来访者”进行互动时，出现进展不下去或不知该如何是好的现象，除去技术和知识层面的原因，很重要的一个原因是自己的移情和投射出现偏差，控制了治疗的过程、自己的思路，甚至在互动中迷失了自己。在沙盘治疗中，来访者和治疗师的关系是细致微妙、变化多端的，要想达到理想状态，治疗师就要对自身的人格特点、人格侧面进行不断觉察、不断成熟和完善。进行社会角色和人格面具的觉察体验，就是为了增强治疗师在这方面的敏感性以及辨别和调整整合能力，这样才能在治疗中将自身的心灵成长、自我觉察认识和沙盘治疗技术结合在一起，这也是综合取向的沙盘治疗的一项重要内容，是综合取向沙盘治疗与其他特别是沙盘游戏疗法的一个重要区别。虽然这里借用了荣格理论中的面具一说，但在卡尔夫的沙盘游戏疗法中并无与此相关的针对治疗师的训练。可见，综合取向的沙盘治疗是融合了各个流派较为优质的内容形成的一种新的治疗方法。

人对人的觉察、对自己的觉察是一个不断递进、不断深化的过程，前面我们只是初步完成使用方法方面的训练，接着开始重新对自己进行觉察。这种觉察是递进式的一种训练方式，在日常生活中可以经常进行这方面的觉察和体验，特别是在工作、生活中遇到痛苦、困难，感到苦闷之际。首先要觉察一下为什么会感到痛苦，确认所充当的角色是否是应该担当的，若确需承担，那么要厘清该角色的责任、所使用的人格面具如何，是采用最本能的应对方式抑或成熟的应对方式。用这种察觉也是对自己的一种治疗，是对自己成长的一种促进。人们平常遇到问题走不出来，就是因为不能用角色的眼光来探视、分析自己。若能用这种方法分析自己，就能找到对应的解决方法。举例说明：有一名老师总是替妹妹担心。在进行个案督导分析的时候，首先从角色开始，让她觉察在跟其妹的关系中应该充当什么角色，她说就是姐姐的角色。但当问她在面对妹妹考虑的事情、担心的事情时充当的是什么角色后，她觉察到自己居然充当了母亲的角色。那么，她与妹妹就不再是姐妹关系，而成了母女关系。当她明确了自己充当了不应充当的角色的时候，也明白了自己痛苦的根源。所以，我们平常遇到磨难，感到苦闷、力不从心、坚持不下去的时候，不妨冷静想一想：自己充当了什么角色？若该角色确是应当担任的角色，该如何使用人格面具？是凭本能抑或凭我们对社会角色的理解，艺术性地使用面具？如此，就会慢慢找到解决问题的方法。

这里，我们学习探讨关于社会角色和人格面具的问题，不仅仅是为了自己需要成长，实际上，在沙盘治疗中常会遇到类似的问题。作为沙盘治疗师，我们要帮来访者分析沙盘中呈现出来问题，记住，只是简单地做口语上的认知交流，要催化促进来访者自身的觉察。治疗阶段完全可以通过某个主题沙盘找到问题的关键点，或者来访者某些心理压力、心理纠结的症结所在。因此，这既是一个理论问题，也是一个实践问题。

此外，思考我们在承担最快乐和最痛苦的社会角色时，是怎样使用人格面具的。比如充当母亲的角色是让你感到最幸福、最快乐的，随后就要和人格面具联系起来，即做母亲时，我们具有怎样的人格侧面？这时，我们面对的受众就是自己的孩子，思考一下该使用怎样的人格特征对待孩子，孩子对我们会进行怎样回应，这样才能真正找到这个面具、这个角色下我们为什么感到幸福快乐。如果分析的时候我们找不到这些因素，那么就要考虑一下我们对这个社会角色定位、对这种快乐角色的选择，是不是真实的。这样细致分析下来，就会体会到在幸福的同时是否还会有不幸的因素存在。只要总体上感觉到这个角色是幸福的，那么就是幸福的。痛苦的角色用同样的方式分析即可。

觉察所选择的人格侧面是比较难以表达、比较痛苦的一个过程，但它又是觉察自己人格、认识自身一个很重要的方法和渠道。实际上，有很多不幸的根源就在于原因不自知，或是知道原因却不知该如何调整。

在结合角色的时候（静下心来的闲暇或旅途中可以进行这方面的体验），首先要觉察自己在充当该角色时，是怎样展现这个角色的，就像京剧脸谱一样，是黑脸抑或白脸，再具体细致地体会是怎样展现的。诚然，充当的每个角色都对应特定的接受方，我们对他们展现的是何种行为？是讨好、指挥、冷漠，还是温暖、关爱？同时还要觉察对方对我们这种面具的态度，以及彼此互动的关系。比如对方有什么感觉？对于我们的行为态度，哪些是他愿意接受的，哪些是不愿接受的？这些问题我们可以主动觉察，也可以跟对方讨论。如果对方乐意接受我们，那么投射过来的很可能也是幸福的感觉，给我们的感觉就是幸福的；如果对方对我们不认同也不接受，就产生了一种互动的矛盾，可能就会产生一些误会、误解，甚至冲突，需要大家慢慢理解。

感受对方的期待，是在知道对方需要什么面具、什么态度，我们又能够提供的话，就能让彼此都感到幸福。假如父亲想和孩子保持一种朋友关系，这就需要面具转换。我们常说的慈父，不仅是仁慈、宽厚、关爱，还有严厉的成分在其中。甚至有些父亲在充当这个角色时，他的面具有非常严厉的一面，严厉的成分远远超过慈爱的成分，会让孩子产生恐惧心理。这里就有一个问题，如果父亲的要求非常严格乃至苛刻，孩子在小时候就会感到难以接受，甚至反感；但长大成人后，孩子慢慢能够理解父亲当年的苦心。这就是在不同年龄阶段，对人格面具的期待有所不同。孩子小的时候需要安全感，除了保护，家长还要给予必要的平等，此时以朋友的人格面具对待孩子，他们更易接纳，更感到开心。对父亲来说，这样也是一种享受。

个体的人格面具有多种不同侧面，就像理解荣格的原型一样，一个原型包含很多基本的侧面。我们要根据社会常态确定一个原型具备哪些要素，同时还要根据人格侧面对应的这种关系做出适当的调整。不同的人对人格面具会有不同的要求，除了共同的，还有个别的要求，比如有的丈夫除了喜欢妻子温柔、善良、勤劳、宽容这些特征外，还希望她能具备一些男性化的性格或行为处事风格等。假如妻子不具备，他们会有点遗憾，并会对妻子有所期待。有些妻子会因此去完善自己的面具，夫妻感情从而变得更为融洽。但有的妻子会质疑为何要变成丈夫希望的样子。这可能会影响夫妻的互动，但并非大碍。丈夫希望的是这样，甚至社会期待的就是这样，但自己做不到这一点的时候，就会感到痛苦，特别是一个社会基本角色的定位需要呈现一定的人格侧面，当自己不具备的时候，努力强迫自己这样做，可这方面的人格面具完善不起来，同样会感到痛苦。我们需要做的就是首先觉察这个角色应具有哪些正常的人格侧面，而自己又具备了哪些、缺少了哪些，应该怎样去完善这些侧面。渴望成长、渴望完善，就必须突破自己，自强自大起来。比如在某团体中，期待一个服从型成员成为领导者的角色，其自身又缺少这方面的人格特征，就需要给予他力量、鼓励他，让他突破自我的约束，尽力展现自己。团队成长中常会遇到这种情况，有人会一下子发现自己在某方面存在的问题，并且有勇气说出来，大胆尝试改进，并且获得了成功。初步的成功增强了他的自信，使自己更加充满了力量。很多学员在参加培训后，均表示自己改变了很多，这就是对自身人格侧面探索的突破。

第十七章　沙盘治疗案例

本章分享的案例已征得来访者同意并做了隐私处理后，加入本书。也望读者尊重并感谢来访者的支持。

案例一：混乱的世界 / 墓地 / 生物

来访者是一个 7 岁的小男孩，外表看上去很文静。家长表示孩子平时话很少，几乎不与陌生人交流（特别提示：根据沙盘治疗的原理，治疗师不能预先了解来访者的现实表现和症状。此处提供简单的信息是为了便于读者对案例的理解）。

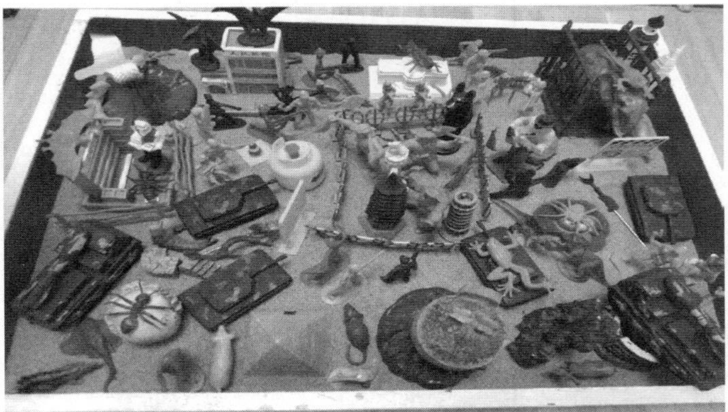

图 17-1　个体沙盘作品“混乱的世界”

时间：2020年11月17日第一次沙盘治疗

沙盘名称：混乱的世界

沙盘制作长达50分钟左右，最后沙盘内被摆满。来访者开始玩起摆放在沙具架子上的沙具，进而结束了制作过程。

沙盘介绍环节，由于来访者不愿交流，治疗师便对话形式推进。

笔者（指着右下角的一个军车）：这是什么？

来访者：发射导弹的东西。

笔者：往哪儿发射导弹？

来访者：要把它毁掉。

笔者：为什么要毁掉？

来访者（思考片刻）：不知道。

笔者：他们（士兵）在干什么？

来访者（指着沙盘中间被围起来的部分）：他们要把这些东西烧毁。

笔者：为什么要烧毁？

来访者：危险的东西处理了，就不会发生危险的事情了。

笔者：什么危险的事情？

来访者：比如战争什么的。

笔者：怎么处理呢？

来访者（沉默不语约10秒）：我在心里处理了。

笔者：可以结束了吗？

来访者：可以了。

沙盘结束。

这次沙盘主要是让来访者充分释放压抑的情绪。来访者通过“发射导弹”“毁掉白宫”，还要烧毁被围起来的人和建筑物，最后自发处理了内心的战争。这里需要注意一点：讨论处理战争的问题时，来访者没有立即回答，而是沉默了10秒钟左右，并且最后说自己在心里处理好了。

遇到这种情况，治疗师一定要沉得住气，要观察来访者的状态，只要看到他还在思考，就不要催促。来访者如果不想谈论怎么解决问题，也不可以问。这也是以来访者为中心。

时间：2020 年 12 月 1 日第二次沙盘治疗

沙盘名称：墓地

第二次制作沙盘明显比第一次的时间要短很多，来访者用了约 20 分钟便完成了。对沙盘仍不愿意描述，治疗师仍然采用对话形式推进。

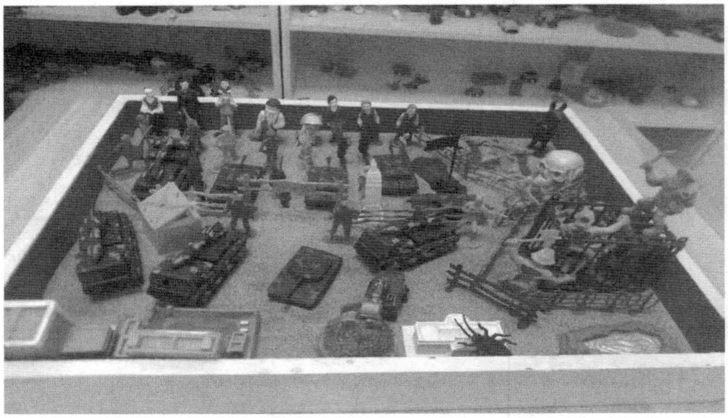

图 17-2　个体沙盘作品“墓地”

笔者（指着士兵）：这是什么？

来访者：士兵？

笔者：士兵在这里干什么呢？

来访者：要弄死这帮人。

笔者：“这帮人”是什么人？

来访者：普通老百姓。

笔者：为什么要弄死这些普通老百姓？

来访者（沉默许久）：他们是无辜的。我不知道为什么。

笔者：你现在想想他们的理由。

来访者（想了一会儿）：就是无辜的。但是他们就是应当死。

笔者：为什么？

来访者：不知道。（然后抬头问治疗）我想收起来，可以了吗？

笔者：可以。

沙盘结束。

这次沙盘似乎没有触及什么问题，感觉仍是来访者在发泄情绪。但从沙盘构图看，不再像第一次那样那样混乱。家长反馈，第一次沙盘后的两天感觉孩子情绪平稳了很多，跟家人交流的语言增多。

时间：2020 年 12 月 8 日　第三次沙盘治疗

沙盘名称：生物

这次来访者的精神状态比较好，动作也比前两次流畅了很多。沙盘制作分三步完成：起初 10 分钟左右目标较明确，动作流畅；之后坐在地上玩玩具，并偶有小声嘀咕，表情也有笑意流露，持续约 3 分钟；治疗师提醒他沙盘是否做完了，来访者又站起来继续做，五六分钟后主动示意制作结束。

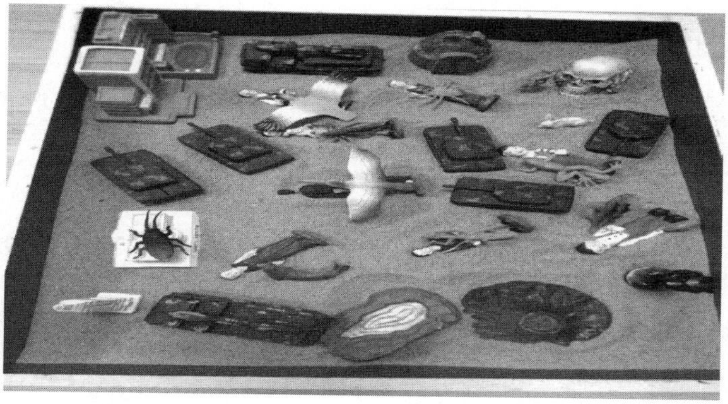

图 17-3　个体沙盘作品“生物”

沙盘描述环节，来访者只说了“一些动物杀死了一些人”，便不再说话。笔者继续采用对话形式推进。

笔者：你再说一下里面还有什么？

来访者：这些变异的虫子要消灭它们（指着昆虫和建筑物）。这些坦克车在这里要攻击他们（指躺着的人和动物）。

笔者：为什么要这样呢？

来访者：把该消灭的消灭了，世界就好了。

笔者：你在哪里呢？

来访者回头到沙盘架上较快地找到一个站立的孙悟空放在沙盘的右下角。

笔者：你在这里干什么呢？

来访者：帮着他们连人带动物都一起消灭。

笔者：消灭了吗？

来访者：消灭了。好了吗？

治疗结束。

家长说孩子在家情绪很稳定，跟认识的小朋友有了交流和交往。

该案例以制作沙盘和描述沙盘为主，进行到命名阶段。在此过程中催化来访者情绪的释放，没有寻找和讨论焦点问题。

大家可以从三次沙盘构图的变化上，觉察这种变化与内在变化的关系。

案例二：幸福的旅行

来访者是一名中学教师，家里有丈夫和一个上初中的儿子。

她做出的沙盘是一个有山有水的风景画面。她是这样进行描述的：“放假了，我到南方风景秀丽的地方去旅游，好像是桂林山水这个地方。

这里的山非常美，水也很美。有小桥流水，还有亭台楼阁。来这里旅游的人也很多。我是一个人来的，因为一个人来这里旅行很幸福。”我让她给这个场景取个名字，她说“叫‘幸福的旅行’吧”。

关于她的描述，我们可能会产生一个疑问：她为什么感到一个人旅行是幸福的？按照生活的正常逻辑，这个年龄有家庭、有孩子的女人出去旅游，要么是跟家人如老公、孩子一起，要么是跟亲朋好友或者同事一起。她是独自去旅游，还强调一个人旅游是幸福的。这就有点非常态了。因此，笔者就问她：“为什么一个人出去旅游是幸福的？”假如来访者解释说，“我就是单身一人，平时工作很忙，没有时间，经济条件也不是太好，现在终于有机会出来旅游了。”那么我们此前凭经验感到的焦点问题就不是焦点问题，只是主观的投射。我们就不能再坚持自己的观点，要转而认同她的观点。

但是她的回答是：一个人出去非常放松，没有人管我，想怎么着就怎么着。

笔者：管你？

来访者：是的。我老公和孩子都管我。原来我儿子还跟我一伙儿，现在跟他爸爸学坏了。

笔者：继续说。

来访者：我知道我老公没有问题。但我总是怀疑他会跟别的女人出现问题，于是就查他的手机、电脑。为了这事儿，他经常跟我吵。时间长了，我儿子就烦我了，跟他爸爸一起对付我。

笔者：既然你知道老公不会有问题，那你为什么还要怀疑他？

催化到这里，来访者沉思了许久，觉察自己对老公的怀疑是怕失去他。因为她老公很像自己的父亲。父亲在她没有一点思想准备的情况下，突然意外去世了。从此以后，她总是担心会突然失去什么。

至此，问题的症结基本呈现出来了。此时，治疗师用完形疗法的

“空椅子对话”技术让来访者把最想跟父亲交流的一些事情做了交流，对这一“未完成事件”进行了处理。

案例三：温馨的家

来访者是一个40多岁的女性。来到沙盘工作室的时候，她表示有朋友说沙盘很好玩，特意过来做一个。

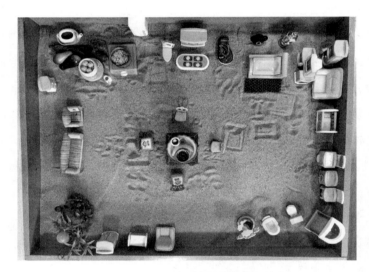

图17-4 个体沙盘作品“温馨的家”

笔者：你原来做过沙盘没有？

来访者：没有。

笔者：这是盛着沙子的沙盘。架子上有很多玩具，你可以选择玩具放到沙盘中，做成你想要的图形。

来访者点点头，开始做沙盘，做的时候非常专注，玩具放在沙盘之后又做了多次调整。

十五六分钟以后，沙盘完成。

来访者：差不多了。

笔者：你从不同的角度体验一下，有没有需要改变的地方?

来访者（观察了一会儿，把餐桌和四把椅子向中间移动了一点）：好了，就这样吧!

笔者：那你说一下这里边都有什么?

来访者（愉快地指着中间的餐桌）：这是餐厅。我们在这里吃饭，说说笑笑的，很快乐。（指着左上角）这是厨房，我喜欢做饭，会做出好多好吃的菜来。（又指着右上角）这是我舒服的卧室，我喜欢躺在床上看电视、玩手机。

说到这里，她停住了。

笔者：还有吗?

来访者（指了指右下角）：这是我的卫生间和梳妆的地方。

笔者：你给这个场景起个名字。

她（不假思索）：就叫“温馨的家”。因为这个家什么都有，住在里边很温馨。

笔者：这是谁的家呢?

来访者：当然是我的家呀!

笔者：你在哪里呢?

来访者（沉思了一会儿，一改刚才愉快的表情，变成一副伤心的样子，低声表示）：我不在这个家里。

笔者：为什么不在这个家里?

来访者：因为这是我想要的家，别人都不喜欢。

笔者：为什么呢?

来访者（哭泣起来）：我离婚了。

看她沉浸在一种悲伤的情绪里思考，笔者没有继续问话。

来访者（过了一分多钟，她擦了擦眼泪，有点激动）：沙盘体验还真的不一样！我离婚后找过好多次心理老师，他们说我总是按照自己的需要跟别人一起生活，不注意别人的感受。我自己一直不承认这个问题。今天做完沙盘以后，随着你提出的问题，我边看边思考，发现里边摆放的东西全是自己需要的东西，包括房间的布局也是按照自己的想法。刚才，我忽然想到让一个男人进入这样一个家庭环境，他确实会感到不舒服。

最后她有点激动又有点不好意思。

来访者：我一下子明白了，原来我婚姻失败的原因真的是出在自己身上。

案例四：抬不起来的右臂

2020 年 9 月下旬的某一天，笔者接待了一个特殊的来访者。说特殊，是因为他只有 1 岁 2 个月，语言表达还比较困难，只会喊“妈妈”或说“喝水”“疼”等这样的简单词汇。

来访者的症状是右臂抬不起来。其母描述：一周前的某个傍晚，她带孩子在小区的草坪里玩。当时她和别的几个孩子的母亲一起说话，没注意到儿子爬到了草坪外的小区道路上。这时恰巧有一个 5 岁左右的男孩骑着儿童车路过，就压到了儿子的左手腕。当时孩子哭了。她非常害怕，担心孩子的手腕骨折。一些邻居跑过来，围了好多人。孩子哇哇地哭了很长时间，到医院拍了片子后发现没有伤到骨头，只是软组织挫伤，可是第三天早上起来发现孩子的右臂抬不起来了，一碰就会疼得哇哇大哭。他们到医院重新做了检查，还是没发现任何问题，又到省立医院去做检查，同样没发现问题。医院的儿科专家建议带孩子去心理科看看。可心理科的大夫说没法跟孩子用语言交流，只做了个脑电波的检查，显示孩子非常焦虑。心理科大夫建议孩子尝试沙盘治疗。

笔者担心孩子可能听不懂沙盘的做法，就表演了如何从玩具架上选择玩具，并放到沙盘里边。孩子还是不能配合。后来，笔者想到沙盘治疗定义中有“借助沙盘媒材作为非口语媒介，来发现及处理内在及人际议题”，觉得只要让孩子跟沙盘元素建立起连接，就能实现“表达”和“投射”，亦能“发现”和“处理”内在的议题，而建立连接不一定非要做成沙盘图形。于是让母亲抱住孩子的左臂不动，然后在玩具架前来回走动，让他观察上面的玩具。不一会儿奇迹发生了！孩子盯着架子上很逼真的一个小西瓜模型，伸出右手拿下来，攥在手里。笔者让母亲继续抱着孩子在玩具架前走动。孩子又伸手选择了一个小红旗，可拿旗子的时候，原来手中的小西瓜就掉到了地上。笔者示意母亲蹲下来，让孩子去捡小西瓜。孩子尝试了两次，把小红旗跟西瓜都攥在了手里，并且开心地笑了。母亲轻轻拉着孩子的右手，上下晃动了两下，孩子没有做出任何痛苦和抗拒的反应。三天以后，那位母亲微信上和笔者说，孩子再也没有出现右臂抬不起来的情况。

案例五：战场

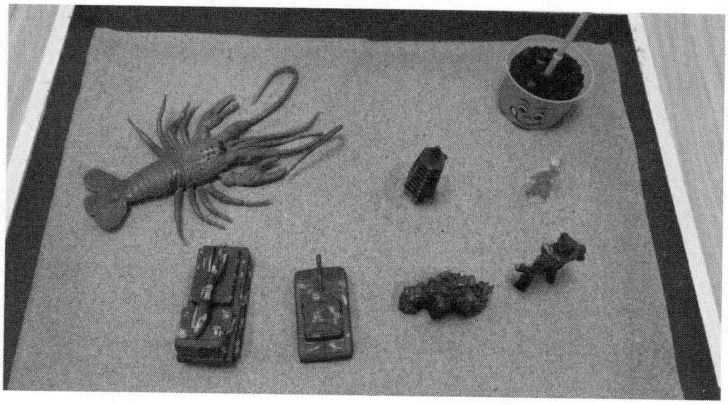

图17-5　个体沙盘作品“战场”

来访者是一个47岁的男性，主诉症状：经常头晕呕吐，但到好多医院做过检查，都查不出什么结果。内科的专家建议他来看看心理医生。

笔者建议他做个沙盘，他同意了。

他的沙盘场景很简单：有两个装甲车，还有一块石头、一座宝塔、一只龙虾，右侧有个像战士一样的人，他说那是他自己。

他为沙盘命名“战场”。

笔者：这个画面为什么叫“战场”呢？

来访者：这两辆装甲车是我的武器，石头是我的安全阵地，龙虾代表我的力量，所以叫战场。

笔者：战场要干什么？

来访者：战场就要打仗、战斗。

笔者：谁跟谁打仗和战斗呢？

他一下子愣住了。

来访者（自言自语）：对呀，我跟谁战斗呢？

随后，他长长舒了一口气，跟笔者讲了以下的事情。

来访者：我原来是做化工企业的，前几年效益不错。可是，几年前我心血来潮，到郊区租了一块地建生态园，没想到投进去200多万刚要开业的时候，却因为不符合土地规划被拆了。这块土地要建创业园。其实当时建生态园的时候，别人就提醒我要去问清楚，不要跟规划相冲突，我想当然地以为既然现在没听到什么动静，索性干个两三年钱就赚回来了。抱着侥幸心理，我还是建了这个生态园。生态园拆了以后，我一直自怨自艾，真的像这个沙盘场景一样，整天有气出不来。我想找人发泄，想打仗都找不到对手。

笔者：你不要再考虑现实中的这些事情，你看看你做的沙盘怎么才能改变这种状态呢？

他沉思了一会儿，找到一个黄色的小人模型放到自己的前面。观察了一会儿，又去沙盘架上选了一株杆子很高的绿色植物。

来访者：这样就好了。其实失去的财富可以再创造出来。这株绿色植物代表生命，我要好好活着，顽强地生长，就一定还能创造出财富来。

笔者让来访者再体验一下这个场景。

来访者（体验了一会儿后）：就这样，好了。

三天后，他在微信上跟笔者说，“真是太奇怪了，自从做完沙盘，再也没有出现过呕吐的情况”。

参考文献

1. 茹思·安曼（Ruth Ammann）. 沙盘游戏中的治愈与转化：创造过程的呈现 [M]. 高岚译 . 广州：广东高等教育出版社，2006.

2. 伊娃·帕蒂丝·肇嘉（Eva Pattis Zoja）主编 . 沙盘游戏与心理疾病的治疗 [M]. 刘建新，蔡成后，古丽丹译 . 广州：广东高等教育出版社，2006.

3. Linda E. Homeyer、Daniel S.Sweeney. 沙盘治疗实务手册 [M]. 陈信昭等译 . 台北：心理出版社，2020.

4. 加利·兰德雷斯（Garry L.Landreth）. 游戏治疗 [M]. 雷秀雅，葛高飞译 . 重庆：重庆大学出版社，2011.

5. 温尼科特 . 游戏与现实 [M]. 廖婉妮译译 . 台北：心灵工坊文化事业股份有限公司，2011.

6. 布莱德威，麦克寇德 . 沙游——非语言的心灵疗法 [M]. 曾仁美，朱惠英，高慧芬译译 . 南京：江苏教育出版社，2010.

7. 博伊科、古德温（Barbara Labovitz E Anna Goodwin）. 沙游治疗——心理治疗师实践手册 [M]. 田宝伟译 . 北京：中国轻工业出版社，2012.

8. 苏健 . 意象沙游 [M]. 济南：山东人民出版社，2015.

9. 胡佩诚编 . 心理治疗 [M]. 北京：中国医药科技出版社，2006.

10. 乔伊斯（Joyce/P.）等 . 格式塔咨询与治疗技术 [M]. 叶红萍等译 . 北京：中国轻工业出版社，2005.

11. 李鸣 . 创伤后应激障碍研究现状 [J]. 焦虑世界 .2010（4）.

后　记

在世界与世界之间。

世界，对于我们每一个人好像是熟悉的名词，也是最陌生的领地。你有你的现实世界，你有你的心灵世界，你有被别人看到的世界，也有别人永远看不到的世界。当然，我的世界也是这样。

当我和你相遇的时候，世界就变成了更加复杂的世界。

我在我的世界里，你在你的世界里。你在我的世界里，我在你的世界里。我们两个人在一个世界里。最后发现，这些世界根本就不是同一个世界。

还有别人看我的世界，别人看你的世界，别人看我们的世界，我们看别人的世界。这一些世界，也都不是一个世界。

我们相互进入你我世界的时候，我们的距离很遥远。我们在各自的世界里的时候，我们的距离很近。我们想走近的时候，已经离开得很远。

我们都在这些世界里苦恼，我们都在这些世界里快乐，我们都想在快乐的世界里没有苦恼。所以，我们走进了沙盘世界。

这样世界就简单了，只有沙盘世界和现实世界。我和我的世界只是你沙盘世界里一粒反射着你的光的沙子。

你在你的沙盘世界里游泳，有风和日丽的轻浪拍岸，有狂风暴雨中的波涛汹涌，有上古混沌的天真，有未来清醒的迷茫，有童年稚嫩的啼哭，有老来苍凉的呻吟。而亘古不变的现实世界永远是一面镜子立在岸边，让你看到返回的路，找回丢失的身心。

查阅资料发现，“世界”一词源自佛经，“世”指时间，“界”指空间。我困惑：时间有没有界？空间里有没有世？

我只好到沙盘世界里去探寻答案。